赤ちゃんと体内時計

胎児期から始まる生活習慣病

三池輝久

Miike

a pilot of wisdo

目次

第4章　眠れない赤ちゃん——生後1カ月まで——

第7章　治療　正しい眠り方を教える――体内時計の調和を図る――

図版・参考文献作成／MOTHER
構成／インタジア

はじめに——ヒトはリズムで生きている——

なぜ、赤ちゃんは夜すんなりと寝てくれないのでしょうか。夜泣きで親を困らせるのでしょうか。眠ったと思ってもすぐに起きて泣き、機嫌が悪いのでしょうか。

寝ぐずり（寝つきの悪さ）、夜泣き、日中の機嫌の悪さなど、親泣かせの赤ちゃんの睡眠の問題は子育ての大きな悩みの1つです。多くの保護者が、「なぜ寝てくれないのか」「どうすれば泣きやむのか」と辛《つら》い思いをしているのではないでしょうか。

子どもに睡眠の問題があると、母親にうつ症状がでて夫婦の仲にひびが入ったり、赤ちゃんに腹が立ってつい虐待まがいの行動をとったりして（Hash JB, 2020）、家族機能が全体的に低くなるなど（Armstrong KL, 1998）、他の家族メンバーにも影響があると指摘する論文は複数報告されていて（Lam P, 2003 および Tietze AL, 2014）、私の臨床経験でも同じような実感が得られています。

家族の健康にまで影響を与える赤ちゃんの寝ぐずりや夜泣きの原因には諸説あって、多くの医療従事者がこれだと認める決定的な背景は今のところ未解明の状態にあります。ただ近年、国内外で報告される研究論文では、睡眠や食事のあり方といった「生活習慣」と関連づけるものが増え、私もかねてよりこれと似た考えをもってきました。そして自身の臨床研究の結果から、さらに踏み込んだ説として次のような原因を想定しています。

誕生直後に3〜4時間の睡眠・覚醒リズム（超日リズム体内時計）*で生活している赤ちゃんが、乳児期になって昼と夜が明確になる約24時間単位の概日《がいじつ》リズム体内時計を身につけるときに、身体《からだ》の中の体内時計と、身体の外にある社会活動リズムとの間にずれが起こるようなことがあると、睡眠障害や不機嫌さを起こすと同時に自律神経機能を含む体調に懸念が生じる。

つまり、赤ちゃんの身体の中にある体内時計があちらこちらでばらついていたり、学校や社会生活のリズムとうまく同調していなかったりすると、心身に様々な影響がでるのです。身体の内外の歯車がかみ合わないと表現するのがよいでしょうか。冒頭の寝ぐずり、夜泣き、日中の機嫌の悪さは、体内時計の働きが実際の生活に十分に同調できていないことを知らせるアラートかもしれないのです。

ここで、「リズム」という言葉の意味を考えてみましょう。リズムの意味を辞書で調べてみると、説明の1つとして「周期の反復」が挙げられています。考えてみると私たちの生活には、周期の反復によって支えられているものがたくさんあります。歩く、話す、歌う、踊る、食べる、息をする、眠る。こうした行為はすべてリズムの助けを借りて行われます。

リズムは身体の中でも刻まれています。睡眠中は低く活動時には高い体温の変動、夕方には睡眠のため、早朝には活動のために分泌されるホルモンの調節、といった具合です。ヒトはヒトの活動や生命維持と、リズム現象は切っても切り離せない関係にあるのです。ヒトはリズムによって生かされているといっても過言ではないでしょう。

このことをわかりやすく説明するために1つ例を挙げましょう。これは私が体内時計と生活リズムの関係を説明するときによく用いるたとえ話で、いわゆる「時差ぼけ」です。

例えばあなたが夕方5時成田発のジェット機に乗り、アメリカのロスに向かったとします。東京—ロス間の時差は約17時間。到着したのは日本時間で夜中の3時ごろ、ロスは午前10時ごろです。ジェット機に乗って短い時間で移動したので、あなたの身体はまだ日本にいたときと同じ生体リズムが保たれています。生体リズムとは、脳や全身の体内時計がコントロールするホルモン分泌、体温調節、細胞の再生などの生理現象で、睡眠・覚醒リズムはこれらの働きによって起こります。

日本にいるときと同じ生体リズムで動いているあなたの身体は、今、眠る時間を知らせる睡眠ホルモンが分泌されていて、体温も低下して心（脳）身ともに眠りと休養の時間になっています。眠たいし、頭がぼんやりとして働かないでしょう。ひどいときには頭痛や吐き気で気分が悪くなるかもしれません。かといって横になってばかりもいられないので、無理して活動します。

そうこうしているうちにあたりはすっかり夜の景色に変わりました。本来なら休息をうながす睡眠ホルモンが分泌されるはずですが、体内時計は昼モードに向かいつつあります。活動ホルモンの分泌が始まったのです。何とか眠ろうとしますが、いよいよ活発に分泌される活動ホルモンによって体温や血圧が上昇します。寝つきは悪くなり、眠りが浅く何度も目が覚めるかもしれません。あなたの体調はひどく疲れたものとなっていきます。

休みたいときに眠れず、動きたいときに起きられない。

こうした「時差ぼけ」によって起こる体調不良が、実は、一見普通に生活をしているようにみえる日本の多くの人々に、赤ちゃんにさえ起こっており、その数は急速に増えていると私は推察しているのです。そして残念なことに、この現象は、グローバル化した世界の先進国に共通して当てはまるといわれています。

１９９０年代から、私は睡眠のトラブルがもとで個人の体内時計が社会の活動時間とずれ、大きな混乱が生じて合致しなくなって起こる健康被害を「生体リズム混乱」（Tomoda A. 1994）「非定型的時差ぼけ」、あるいは主に子どもが長引くたとえようのない疲労状態を示す「小児慢性疲労症候群（Childhood Chronic Fatigue Syndrome）」（Tomoda A. 2000 および

Miike T, 2004）と名づけて長年研究をつづけてきました。

夜ふかし・遅寝の不規則な生活習慣をつづけた結果、睡眠・覚醒リズムに異常をきたし、自律神経系の症状、長引く疲労感、集中力や記憶力の低下など、日常生活に支障のある子どもの治療と臨床研究です。彼らは生活リズムの悪化から不登校・引きこもり状態に陥り、うち6～8割が自閉症スペクトラム障害（ＡＳＤ：Autism Spectrum Disorder）と診断されました。

海外に目を転じると同じことを考える研究者はいるもので、右に書いた健康被害を「ソーシャル・ジェットラグ（Social Jet Lag）＝社会的時差ぼけ」と表現する研究者もあらわれました（Wittmann M, 2006）。海外旅行など非日常的な経験で起こるはずの時差ぼけ症状が日常生活の中で人為的に生じている、というわけです。さらに体内時計の混乱に注目する研究者も多くいます。最近では「生物時計混乱（Chronodisruption）」（Erren TC, 2003 および Qian J, 2016）と名づける報告、これに近い言葉として「サーカディアン症候群（Circadian Syndrome）」と呼ぼうという提案も始まっています（Zimmet P, 2019）。サーカディアンとは24時間周期のリズムで、代表的な体内時計の1つです。疾患の呼び名はそれぞれですが、意味する本質は同じです。この話を図を用いて説明しましょう。

図1をみてください。これは体内時計と生命維持機能の関係を簡単にあらわしたものです。中央にある概日リズム体内時計は、ヒトの全身のリズムをコントロールする時計機構です。この時計機構は、その周囲に書いてある睡眠・覚醒リズムの調整、糖・脂質代謝やエネルギー産生、協調運動機能といったすべての生命維持機能を制御しながらヒトの健康を保っています。重要なのは、この図に書かれた項目はすべて、相互に関連しあう関係にある、という点です。

そのため仮に中央の概日リズム体内時計に問題が起きた場合、矢印で結ばれたすべての生命維持機能に不具合が起きやすくなるというしくみです。そしてどこか一部の生命維持機能に乱れが生じている場合でも、概日リズム体内時計をはじめ、その他の生命維持機能は影響を受けているとみた方がいいでしょう。概日リズム体内時計の不具合は、ヒトの全身にある37兆個の体細胞が構成する組織や臓器の働きに影響する重要な問題だからです。

２０１４年の春、私は『子どもの夜ふかし 脳への脅威』（集英社新書）を上梓《じょうし》し、睡眠

図1　概日リズム体内時計と生命維持機能の関係

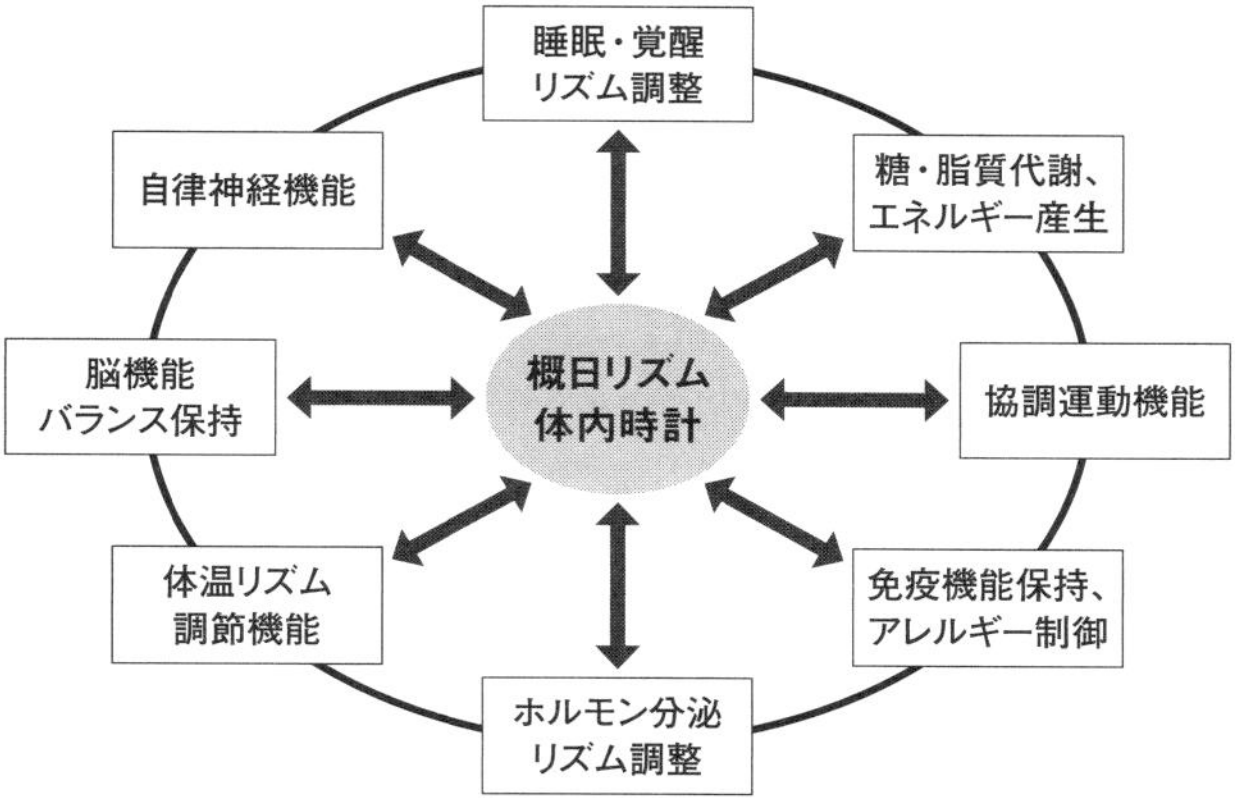

状態の悪化が招く不登校・引きこもりや、発達に問題を抱える子どもの症状・治療に関する研究成果をまとめました。それから約7年間、その根本原因を深く探究したいと考え、研究対象の重点を胎児期・新生児期・乳児期に移して、多方面で活躍する研究者らとともに臨床研究、調査分析を行ってきました。

その結果、睡眠のトラブルが引き起こす、いわゆる「社会との時差」によって生じる様々な健康被害、ソーシャル・ジェットラグの核心が、胎児期の生育環境に始まって新生児期に表面化し、そこに環境要因が加わることでいくつもの健康被害が生じることが明らかになりました。その可能性が強く示唆される健康被害の１つがＡＳＤの発症です。世界の研究者にも注目された私たちの研究調査報告によって、赤ちゃんの睡眠障害は、ＡＳＤといった色々な病気の随伴症ではなく、本質、つまり原因であることがわかってきたのです（Miike T, 2020）。

ヒトの体内時計は生後１歳半から２歳にはほぼ完成するといわれています。かつてのような早寝早起き型の社会では、赤ちゃんの体内時計は勝手に発達していくもの、すくすくと健康に育っていくものとして強く意識しなくてもよいものでした。しかし、年齢を問わず夜型生活が基本となった現代社会においては、赤ちゃんの体内時計は放置しておいても自然に育つものではなくなり、周囲の大人がリズム形成のポイントをおさえ、実際の生活場面で赤ちゃんに学びとらせていくことが必要になってきたのです。

この「はじめに」のサブタイトルで書かせていただいたように、ヒトの命はリズムによって守られています。そして赤ちゃんの時期は、地球で生きていくのに必要な、全身のリズム機構をまとめあげる壮大な作業のまさに感受性期です。その意味で、適切な体内時計こそ「生涯の心身の健康を維持する守り神」であることを皆さんに知ってほしいと私は考えています。

胎児期から乳児期の日々の営みは、地球での生活にどう適応すればよいのかを赤ちゃんに教えるよい機会です。本書では、私が知り得る赤ちゃんの正しい睡眠・覚醒リズムや体内時計の知識、実践方法を様々なかたちで提供します。実際の育児の中で役立ててもらえればと願います。

＊超日リズムは、理論的には3～4時間の周期があるとされていますが（Bueno C, 2016 および Meier-koll A, 1978）、臨床的には2～4時間と幅があると思われるので本書では2～4時間で統一します。

第1章　ヒトと体内時計

司令塔と末梢《まつしょう》時計の関係

第1章ではまず、体内時計のしくみについてお話しします。

体内時計とは、ヒトの身体に備わる様々なリズム（睡眠と覚醒、ホルモン分泌、体温調節、血圧の上下、細胞の再生など）の始まりと終わりの時間を決める時計機構です。いわゆるリズム調整の働きをします。さらに自律神経の働き、脳機能のバランス、免疫機能の統率、糖代謝のエネルギー産生、筋肉調整運動にもかかわっているといわれています。

生命維持機能をコントロールするこの時計は、面白いことに、脳をはじめ、心臓・肝臓・肺といった臓器や手足の先に至るまで、全身の細胞に存在しています。そして細胞一つひとつ、例えばリンパ球にもあります。ヒトの身体を構成する総数にして37兆個の細胞すべてをこの時計がコントロールしているのです。

こうした全身に存在する体内時計は「末梢（内臓）時計」と呼ばれます。主に食事時間と関連して活動を始め、それぞれが独自に時を刻んでいます。つまり末梢時計はおのおの勝手に動いているのです。しかしそのままでは睡眠や活動の周期がうまく整わずに体調不

図2　体内時計の司令塔「視交叉上核」

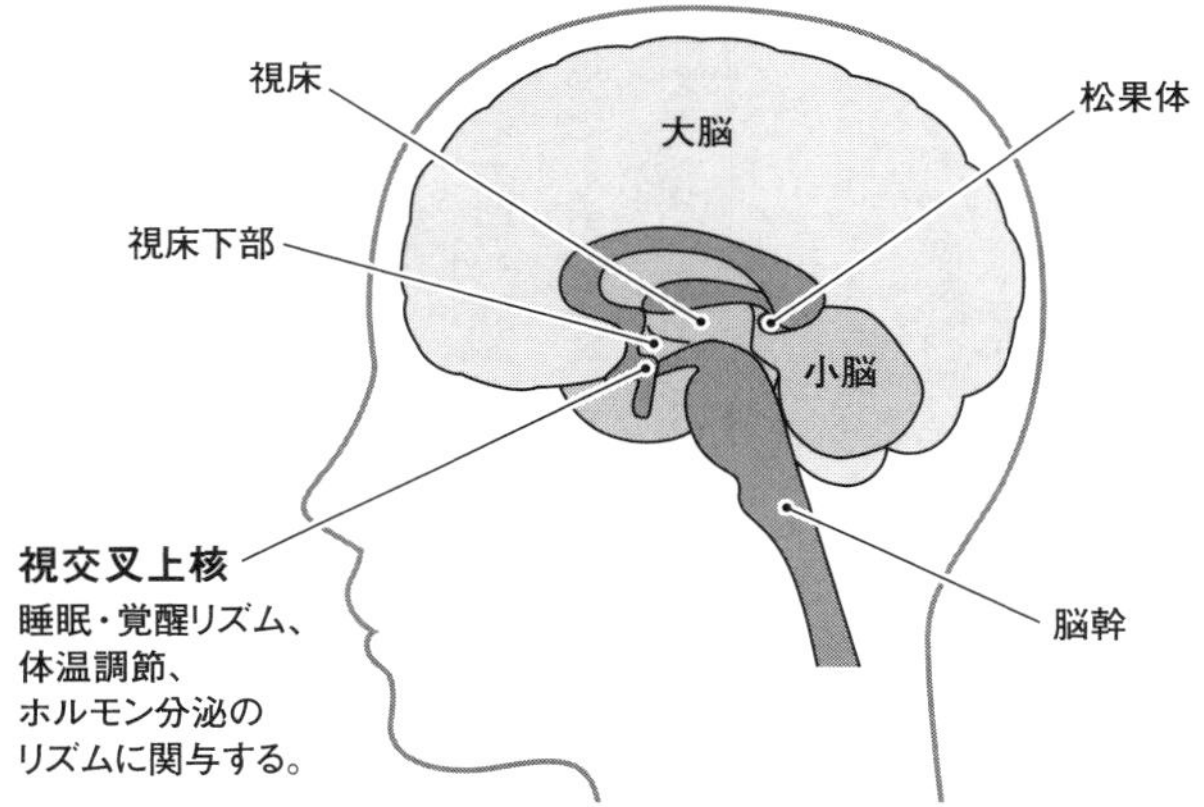

良を起こします。そこでこれらをとりまとめる役割をするのが、脳の視床下部にある視交《しこう》叉上核《さじょうかく》（SCN：suprachiasmatic nucleus）です。左右の脳に1つずつあるわずか2㎜程度のこの小さな組織が体内時計の中枢として機構全体を束ねています。視交叉上核（中枢時計）は別名「マスター時計」「ボス時計」とも呼ばれます。

　視交叉上核は、1つが約1万個の神経細胞の集まりで構成された組織です。左右の脳に1つずつなので、計2万個の細胞の集まりです。これらは時計遺伝子と呼ばれる特定の遺伝子群の働きによって動いています。左右の視交叉上核の組織が互いに協力して、協調して「時（リズム）」を知らせるのです。左右の働きがバラバラではいけません。

体内時計が決める眠りのタイミング

中枢時計と末梢時計が連携して働くことで1日の活動は時間通り、スムーズに営まれますが、その様子はしばしばオーケストラにたとえられて説明されます。臓器や手足の細胞に存在する末梢時計に相当するのがオーケストラの団員、その団員たちに指示をだす指揮者に相当するのが視交叉上核です。

ヒトの身体の器官はそれぞれ素晴らしい機能を備えていますが、指揮者のタクトが適切なタイミングで指示をだし、末梢時計のリズムをコントロールするからこそ調和のとれた音楽を奏でることができます。いつ目を覚ますか？（いつ眠るか？）、いつ体温を上げるか？（いつ下げるか？）、いつ血糖値を上げるか？（いつ下げるか？）、いつ細胞を活発化させるか？（いつ細胞を休ませ再生作業をするか？）。これらのタイミングが適切であって初めて私たちの心身の健康は保たれるのです。

補足をしておくと、元来、ヒトの視交叉上核の指令は直《ただ》ちに全身に伝わるものではなく、一定の時間をおいて各臓器に反映されるようです。そのため中枢時計と末梢時計は完全には一致せず、一定の間隔で統制されていると考えられています。

中枢時計にしろ、末梢時計にしろ、リズムが乱れるのはよくありません。身体中で不協和音が鳴りつづけてしまうことになります。

もっとも重要なリズムは概日リズムと超日リズム

脳の視交叉上核が指揮する「リズム」にはいくつかの種類があります。本書でよく登場する重要なリズムを2つ紹介します。

●概日リズム（Circadian rhythm）

体内時計の中でももっとも有名なリズムです。ラテン語の「おおむね」を意味するcircaと、「1日」を意味するdiesから名づけられた、「おおむね1日＝24時間」を刻む身体のリズムです。ヒトの生命の健康の根幹をなすリズムであることから、「体内時計」というとき、このリズムを指すことが多いです。

●超日リズム（Ultradian rhythm）

数十分から数時間単位（20時間まで）で繰り返されるリズムです。有名な超日リズムにレム（動）睡眠とノンレム（静）睡眠の周期があります。また、新生児期にみられる2〜4時間ごとの睡眠・覚醒リズムもこの超日リズムにより営まれています。

これ以外にも、昼寝と関係する半日リズム（超日リズムの1つという考えもあります）、ひと月ごとにあらわれる概月リズム、季節ごとにあらわれる概季節リズム、1年ごとにあらわれる概年リズムなどがあります。

ここからは「概日リズム」と「超日リズム」を中心に話を進めることにしましょう。

概日リズムの自律性と変動性

概日リズムとは、地球の自転と同じ約24時間周期のことです。私たちの睡眠や食事のパターンを決定するとても重要なリズムです。概日リズムは、睡眠・覚醒、体温、血圧、ホルモン、細胞の再生など、多くの生理現象（生体リズム）をつかさどり、それらのリズムを同期させながら身体の状態が一定の周期で保たれるように働きます。

例えば夕方になると、脳の中央にある松果体は、休息ホルモンのメラトニンを分泌します。この指令を受けて、身体は「そろそろ眠る時間がきたな」と感知し、体温を下げて眠りに備える状態を作り上げます。朝になると左右の腎臓の上部に付属する副腎皮質からコルチゾールと呼ばれる活動ホルモンが分泌されます。すると、今度は「あ、起きるんだな」と身体が認識して体温が上昇し、元気に活動するために必要な準備が整います。

こうした生理現象が24時間周期で機能するように知らせるのが脳の視交叉上核、すなわち中枢時計です。視交叉上核は臓器や手足の細胞にある末梢時計に「その時」が訪れたことを知らせ、私たちの生命維持に努めているのです。

ところで、概日リズム体内時計というしくみが興味深いのは、自律的でありながら外界の影響を受けて変動する、という点です。

概日リズムは、基本的には自律的に動いています。つまり、ヒトの生体リズムは意識せずとも勝手に時を刻むのです。一方で、太陽や照明などの光の強弱、食事の時間、気温といった外部の刺激（環境の変化）によっても変動することが知られています。このことが、場合によっては不協和音の原因になるわけです。

私たちは生まれてからその生命を終えるまで、毎日、地球の自転に即した生活をつづけなければなりません。つまり概日リズムが狂いなく働くためには、睡眠や食事のパターンをいかに一定に保ちつづけるかが重要なのです。いわゆる規則正しい生活習慣です。逆の言い方をすれば、睡眠・覚醒リズムや食事時間の規則性は、体内時計が適切に働くための条件になる、ということです。

人類は昔、「1日ピッタリ24時間で生きる」と決めた

そもそも、どうしてこのようなしくみができたのでしょうか。

ヒトと24時間概日リズムの関係は、長い人類の歴史と結びついています。

改めて言葉にするまでもなく、私たちヒトは地球の上で生活をしています。地球はほぼ24時間で1回転し、その間に暗い夜と明るい昼が交互に訪れます。

そしてヒトの身体はすべて細胞でできていて、活動するときは食べ物を原料にしたエネルギー（アデノシン三リン酸＝ＡＴＰ）を使います。ヒトの活動はすべて脳の指令によって

行われるのですが、脳もすべて細胞でできていますから、永遠に活動をつづけることはできません。エネルギーがなくなると補充のためにどうしても休養が必要です。

少し専門的な話になりますが、ここでヒトが活動するためのエネルギー補給はなぜ食事だけではだめで、休養が必要なのかを説明します。

ヒトが覚醒中の脳活動に必要なエネルギー、ＡＴＰを生産するのは、神経細胞に存在するミトコンドリア（直径が０・５～１㎛の微細な細胞器官）です。特に、神経細胞同士をつなぐ情報伝達器官であるシナプスでは活発にＡＴＰが産生され、脳の活動を支えています。しかし、長時間の覚醒による脳活動では、エネルギー消費量が増大し、ミトコンドリアが働き疲れて、シナプスにおけるＡＴＰ産生能力が低下してしまいます。長時間の活動持続で、ミトコンドリアのＡＴＰ産生に必要な物質が不足し、逆にＡＴＰ産生を邪魔する脱共役蛋白質が増え、ＡＴＰのかわりに熱だけが産生されやすくなるというのです（Cirelli C & Tononi G, 2004）。

ミトコンドリアにとっては睡眠が休養時間となります。運動性の高いミトコンドリアは睡眠中、シナプス部位から軸索を通って神経細胞内に戻り、休養によって活力を取り戻すとシナプスに戻って再びＡＴＰ産生活動を始めると考えられているのです（Gally JA & Edelman GM, 2004)。

話をもとに戻しましょう。こうした理由により、ヒトは、明るい昼間に活動をする代わりに暗い夜は眠って休養をとることで1日1日を過ごすことになりました。毎日の生活が滞りなく営まれるように、地球の自転時間を軸にしたこのしくみを何十万年もかけて獲得してきたのです。そうすることで、ほぼ24時間で営まれる生活（生命）維持機能としての生体リズムは形成されました。

ヒトは24時間のうち3分の1の8時間を睡眠に、残りの3分の2の16時間を活動の時間に割り当て、このリズムを他者と共有することで社会（集団生活）を構築してきました。ヒトはヒトとともに生きるという選択をする中で、概日リズムは世代を超えて受け継がれていきました。

保育園や学校での子どもの活動時間が朝から夕方に設定されているのは理にかなっています。心身の働きをより効率よく発揮できる時間帯だからです。子どもは、生まれてから少なくとも十数年間は、生理現象がもっとも効率的に機能する身体のリズムに合わせて生きていくことになります。

体内時計と成長発達のきしみは睡眠が教えてくれる

話が横道に逸《そ》れたかもしれませんが、私たちの健康を維持する体内時計の大切さはおおよそ理解していただけたのではないでしょうか。それでは生命維持に欠かせないこの機能が正常に働いているかどうか知る方法はあるのでしょうか。

とても簡単な方法として、私たちはその答えを生体リズムの中にみつけることができます。睡眠・覚醒、体温、血圧、ホルモン、細胞の再生。これらのリズムが正常に機能していれば、体内時計の働きも維持できているというわけです。

しかしこのうち体温、血圧、ホルモン、細胞の再生の測定には深部体温計や血圧の変動を計測する特殊な装置など、特別な機器が必要です。目でみて確かめることは難しいでしょう。ですが唯一、もっとも顕著に、もっとも簡単に体内時計の健全性を明示する存在となるのが「睡眠」です。どんな睡眠のとり方をしているのかをみるだけで、体調の良《よ》し悪《あ》し、体内時計の「健康状態」をつかむことができるのです。さらに、赤ちゃんの成長発達を見極める1つの指標にもなる、と私は考えています。

次の第2章では、体内時計はいつごろヒトの体内に宿るのか？　そしていかにして育つのか？　あるいは育てられるのか？　胎児の眠りの不思議から、体内時計完成までのプロセスを探っていくことにしましょう。

第2章　体内時計は発達する

体内時計の準備は胎児期後半に始まる

ヒトの体内時計の形成が始まる時期は胎児期にさかのぼります。

恐らく最初に体内時計と呼べるものがあらわれるのは、胎生20～22週（妊娠6カ月）ごろです。心拍数、胎動、呼吸様運動に日内変動がみられます。こうした「運動」に関する周期は比較的早い段階で起こるといわれています。

この胎生20週ごろは、全身の細胞・組織・臓器に体内時計ができ始める時期です。ただし各臓器に宿るリズムは臓器ごとに勝手に動いていて（de Vries JI, 1987）、まとまりがない状態にあります。

本書のテーマである睡眠リズムは胎児期の後半に出現するようです。九州大学環境発達医学研究センターの諸隈《もろくま》誠一教授は、特殊な超音波装置を用いて、脳など中枢神経機能と深いかかわりがあるとされる眼球や口唇の動きを観察して、胎児の睡眠リズムなど体内時計の開始時期を調べました（Fukushima K, 2008 および諸隈誠一、２０１５）。

その結果、胎生28～30週（妊娠7カ月）前後に「超日リズム」が出現することがわかりました。このうちレム（動）睡眠は33週ごろまでに出現し、ノンレム（静）睡眠は35週（9カ月）以降に出現します。そして38週ごろからは、胎児の眼球運動に日内変動が出現したそうです。

はじめから少し難しい内容になったかもしれませんが、つまりヒトの睡眠リズムは、誕生を間近に控えた「胎児期後半からある程度の規則性をもって働き始める」ということです。補足すると、体内時計の脳における制御部位は、30週前後から機能を開始し、37週ごろには成熟することも諸隈教授の研究で判明しています。

ここで睡眠リズム、と書きましたが、胎児には脳波上、明確な覚醒はみられないことがわかりました（諸隈誠一、２０２０）。胎児期にみられる睡眠リズムは私たちの生活と同じ24時間周期の概日リズムではありません。「超日リズム」です。このリズムは、主に生後1カ月間の新生児期に出現する２～４時間ごとの短い周期です。

実は成人においても、睡眠・覚醒リズムは超日リズム（90分周期）で成り立っています。それがつながって一晩の眠り＝概日リズムになります。つまり生後の睡眠・覚醒の概日リズムは超日リズムの集合というわけです。

胎児の睡眠・覚醒リズムは、私たちのそれとは違う連続性のない「超日リズム」であり、そのリズムにまとまりはない、ということを覚えておいてください。

おなかの中の赤ちゃんは母体の一部として体内時計を育てている

ここで疑問がわいてくるのは、リズム形成における、赤ちゃんの命をはぐくむ母体との関係です。

おなかの中の赤ちゃんは、胎内から外にでると直ちに明るい昼と暗い夜で構成された24時間の地球リズム生活を経験することになります。ですから生後の生活に順応できる状態を胎児期に準備しておく必要があります。それには母親の助けが必要でしょう。

2012年にチリ大学のSerón-Ferré Mらが発表した研究によれば、胎児の体内時計の形成は、母親の体内時計の働きと深く関係していて、胎児が母親の身体の一部と同じ状態で生きていることが明らかになりました。胎児は胎内で母親の身体の一部として命をはぐくみながら、母親の、昼は起きて夜は眠るという概日リズムを手本に自分の時計機構を作っているのです。先述のようにまとまりがなく未熟な時計機構ですが、胎児が母体の影響を受けていることは確かです。

少し専門的な話になりますが、日本の研究者が行った最新のより詳しい報告によると、母親が眠ろうとする時刻に胎児が活発に動き始めることもあり、胎児は必ずしも母親の生活リズムと同じタイミングで1日を過ごしているわけではなさそうです。ちょっと不思議な感じもしますが、胎児は6~8時間程度の一定のずれを保って母親の概日リズムを感じているといいます（Kinoshita M, 2016）。ただしこうした一定のずれがなぜ起こるのか、明確な理由は今のところわかっていません。

いずれにしても、胎児は母親の概日リズムを基に誕生後の生活に備えて生きているので、これから母親になられる方は、生まれてくる赤ちゃんが将来しっかりとした体内時計をもって生きていけるように、なるべく規則正しい生活を心がけたいものです。

動物実験の結果ではありますが、母親の不規則な生活が胎仔《たいじ》の体内時計形成に問題を生じさせ、脳の記憶や学習を担当する海馬の成長に影響することが報告されています。

**図3　受精時から死にいたるまで
1日に占めるレム睡眠とノンレム睡眠の割合**

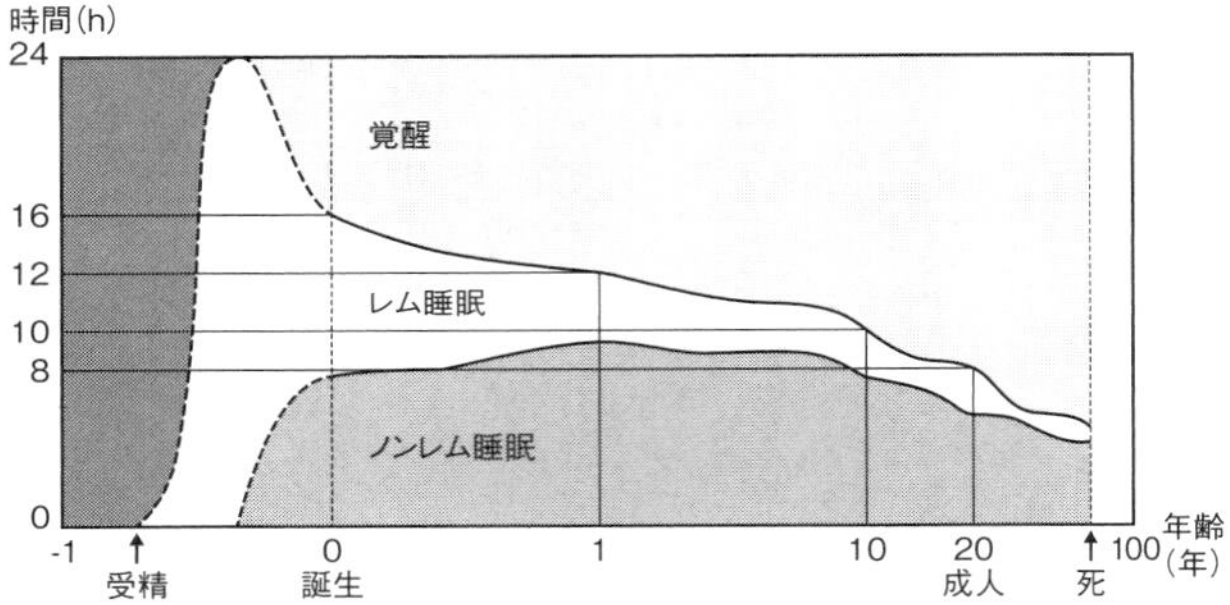

出典：井上昌次郎『眠りを科学する』（朝倉書店、2006年）より、一部改変

ヒトの一生は「眠り」から始まる

話を元に戻し、胎児期の睡眠・覚醒リズムについて詳しく説明します。

　図3は受精してから一生を終えるまでの、1日に占めるヒトの睡眠と覚醒の割合をみたものです。睡眠のところはレム睡眠とノンレム睡眠に分類されています。まずは横軸の「0」より左側で示された胎児期の状態を解説することにします。

　受精と書かれたところのすぐあとを見てください。胎児の状態は、睡眠、中でもレム睡眠で占められています。レム睡眠は、眼球の動きや脳の活動性が活発であるからか、動睡眠と呼ばれる眠りのパターンです。脳機能のネットワークの構築や、脳を目覚めさせるための睡眠として有名です。

レム睡眠から始まる胎児の眠りには、このあと妊娠中期からノンレム睡眠が加わります。さらに同じころに覚醒も始まります。眠り（レム睡眠）のあとに覚醒が起こることから、ヒトの一生は眠りから始まる、またはヒトは眠りから目覚める形で生を享《う》ける、と説明されることが多いようです。

図3のように、また諸隈教授の研究（36頁）で明らかになったように、胎児の眠りにはレム睡眠とノンレム睡眠があり、それらはすでにある程度の周期性＝超日リズムをもっています。この周期を作っているのが体内時計です。これもやはり諸隈教授の最新の研究ですが、胎児のレム睡眠とノンレム睡眠はそれぞれ20分ほど出現し、合計で40〜50分の周期で構成されるように体内時計が働いているそうです。

レム睡眠と脳の発達

胎児期の眠りは、そのほとんどがレム睡眠で占められていると説明しましたが、現在、その理由として脳機能の発達との関連が指摘されています。

それを調べる実験研究として、ラットの胎仔（ヒトでは7カ月に相当）のレム睡眠を抑制すると、生後、そのラットは多動、不安、注意散漫、睡眠障害、性的行動の減少などの症状を呈し、大脳皮質のサイズも小さくなっていたと報告されています（Mirmiran M, 1986）。ラットとヒトとを同一視することはできませんが、類似点は多いので、やはりレム睡眠は脳機能の発達に重要な睡眠の状態であることが推察できます。

ヒトの脳の神経細胞は１０００～２０００億個もあるといわれています。そのうち大脳皮質の神経細胞の数はおよそ１００～１８０億個です。大脳皮質の神経細胞は、その一つひとつが他の１０００個ほどの細胞との間にシナプスを作り、情報交換を行っています。よくいわれる脳の情報ネットワークです。脳はこのネットワーク網を使って、新たに体験したことを学習したり、記憶したりするのに必要な情報の受け渡しを行っています。その情報ネットワークの構築が行われるのがレム睡眠中なのです。

改めて40頁の図3をみると、胎児の生活がいかに多くの眠りで覆われているかがわかります。中でも多くを占めるレム睡眠には、脳を何もない無の状態から創造し、生後の様々な情報に対応できるようにする重要な役割があるのです。このこともとても大切なので記憶しておいてください。

それではいよいよ誕生後の睡眠・覚醒リズムの変化、つまり発達の様相をみていくことにします。

誕生へ――幼児や大人と違う新生児の睡眠周期――

新生児（誕生から1カ月間）の睡眠は、基本的には胎児期と同じ構成です。幼児や大人と違い、眠りはまずレム睡眠から始まります。レム睡眠中は、身体の動きや眼球の急速な動きがみられ、呼吸がやや不整で、ときに無呼吸状態（20秒以内）もみられます。レム睡眠は覚醒する準備のための浅い眠りですから、赤ちゃんは比較的目が覚めやすい状態で眠りに入ることになります。次にノンレム睡眠があらわれると、ときにびっくりしたような動きをみせることがありますが、眼球の動きがまれにあるものの、たいていは穏やかに眠っていて呼吸も整っています。

生後すぐに概日リズムはあらわれない

おなかの中の赤ちゃんは、母親の概日リズムに合わせて1日を過ごしていましたが、面白いことに生まれたときは概日リズムはあらわれず、胎児期の超日リズムが表にでてくるしくみです。これには理由があるはずですがよくわかっていません。たとえるなら、生まれた環境に順応するための準備運動でしょうか。

1日中、好きなときに寝て、排泄《はいせつ》や授乳のときにだけ起きているようにみえますが、これも2～4時間ごとに睡眠と覚醒を繰り返す、れっきとした体内時計の働きによる超日リズムです。ちなみに超日リズムは「多相性リズム」とも呼ばれます。

ここでいえることは、新生児は概日リズムを統率する視交叉上核の働きが極めて未熟な状態にある、ということです。母親から受け継いだ概日リズム時計をもっているものの、それは全身の各臓器・組織に散在していて、しかもそれぞれが独自の律動で時を刻んでいるため統一されていません。胎児期に身につけた短い周期の超日リズムを土台にして、地球の社会生活の特徴である「暗と明」の生活を体感するうちに、視交叉上核を少しずつ完

図4　年齢ごとの睡眠時間の大まかなリズム

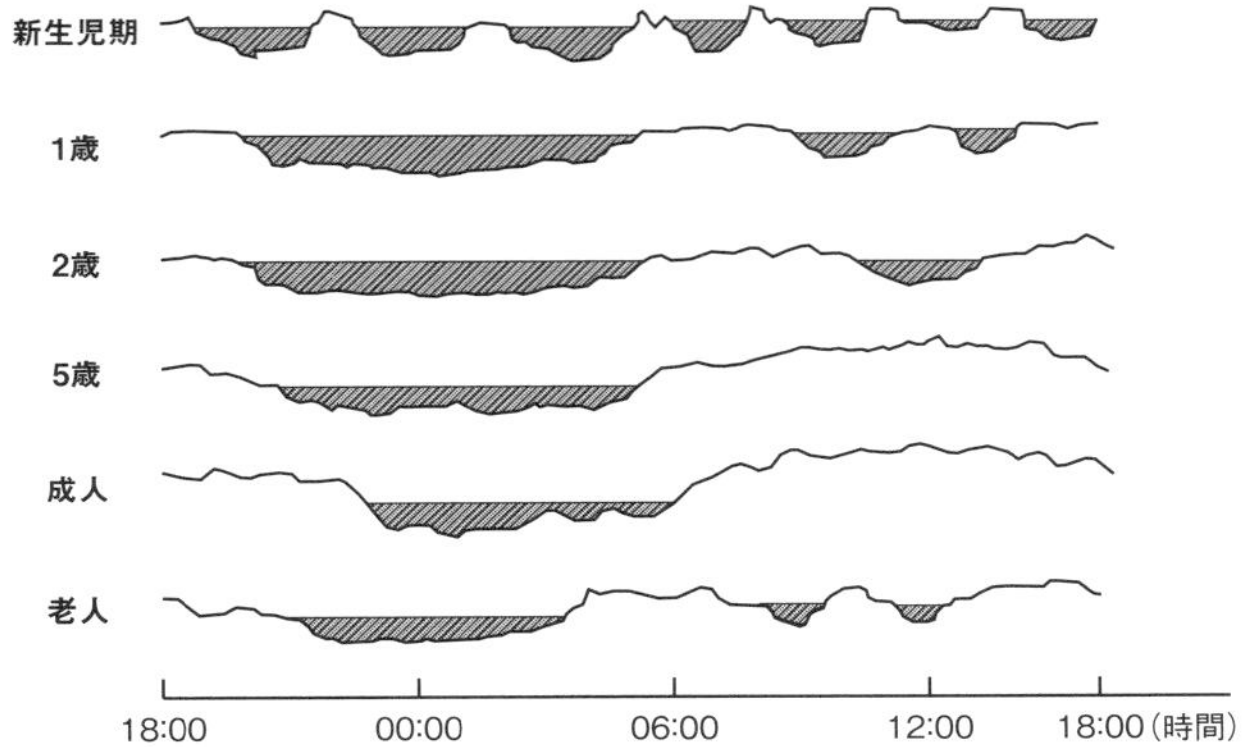

出典：大熊輝雄『睡眠の臨床』（医学書院、1977年）より、一部改変（斜線部は睡眠）

成させていくのです。

個人差はありますが、新生児の睡眠の基本は、排泄や授乳のために2～4時間ごとに目を覚ますだけで、1日の大半を眠って過ごす状態です。それでも1日に必要な睡眠時間というものがあります。海外では平均16±2時間と報告され、日本では正確な報告はありませんが、私の臨床的な印象では14±2時間程度と考えられます。

体内時計は誕生から1カ月で大きく変化する

図4は、新生児から老人まで、ヒトの生涯の睡眠の変化を示したものです。図の見方を説明します。まず、各年齢層にある横線より下の斜線部分が眠っている時間、横線より上の部分が

起きている時間です。

特徴的なのは、新生児期と1歳以降とでは、睡眠・覚醒リズムの形が大きく異なることです。つまり、ヒトの眠り＝体内時計のあらわれは、「新生児期から1歳にかけて大きく変化する」のです。

この変化をより詳しくみたのが、誕生から生後約半年までの睡眠・覚醒リズムを詳細に描いた47頁の図5（Kleitman N, Engelmann TG, 1953より引用）です。

この図をみながら赤ちゃんの眠りがどのように発達するのかプロセスをたどってみましょう。超日リズムから概日リズムへの移行が非常によくわかると思います。

はじめに図の見方を説明します。横軸は1日の時刻を午前0時から午前0時まであらわします。中央が正午（noon）です。左側の縦の数字は、上から順に生まれて何週目にあたるかをあらわします。右側の縦の数字は、当該週齢における1日の総睡眠時間の割合をパーセントで示しています。例えば、生後3週ごろは1日の64％は眠っているということです（およそ15時間半でしょうか）。

黒い線のところが眠っている時間、白くなっているところが起きている時間です。ここ

図5　誕生から生後約半年までの睡眠・覚醒リズム

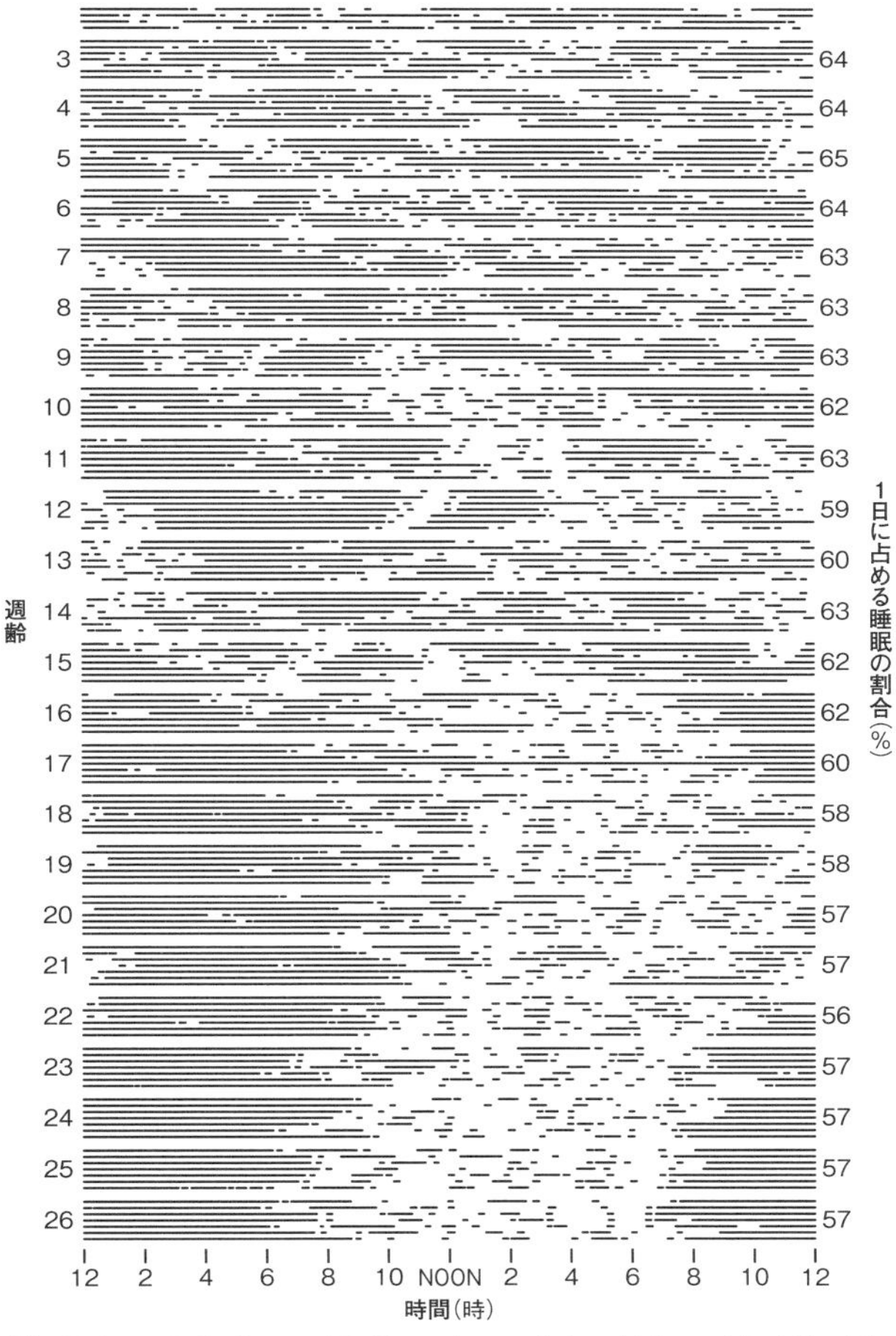

出典：Kleitman N, Englemann TG. Sleep characteristics of infants. J Appl Physiol. 1953;6:269-282

からは、月齢で区切って赤ちゃんの眠りの変化を解説します。

生後1〜3カ月（社会環境適応時期）

（1）昼と夜の区別がつき始める

図5の上から5分の1くらいのところまでをみてください。6週目ごろまでです。少しみづらいかもしれませんが、誕生直後は睡眠（黒い部分）と覚醒（白い部分）が短い細切れになっています。数時間ごとの短い反復です。これが超日リズムです。

生後7週（1カ月半から2カ月）ごろになると、黒い部分と白い部分がともに延びてきます。黒と白の部分がそれぞれまとまってあらわれている感じはしませんが、生後16週（4カ月）ごろにかけて白い部分が多くなっているのがわかります。

こうした周期の変化は、赤ちゃんが地球の生活に慣れて概日リズム形成が本格的に始まってきたことを意味します。24時間リズムに同調し始めると、1回に起きている時間も長くなります。昼間には覚醒を、夜間には睡眠をする時間が増えて、昼夜の区別が明確につくリズムの出現です。

（2）それでも地球リズムの経験は未熟

ところで図5をよくみると、生後7週ごろから黒い部分は午前中に多く、白い部分は午後に多いことに気づきます。眠っている時間帯が少しずつ遅い時間にずれて、夜型の生活リズムになっています。ただ、私の医療現場での印象では、図5の赤ちゃんと違って昼と夜の区別は生後1カ月にはつき始め、生後7週ごろから3カ月ごろの遅い時間へのずれはあまり目立たないと感じるので、これについてはざっと解説するだけにします。

生後7週ごろから夜型になる現象は、もともとヒトの体内時計が1日24時間11分であるといわれること（Czeisler CA, 1999）に関係するようです。地球の自転は1周約23時間56分です。誕生直後の赤ちゃんは24時間の学校社会リズムに同期できないので、生得的な11分長い概日リズムが顔をだして、毎日どんどん後ろにずれて、一時的に昼夜の逆転傾向が起こることがあると説明されています。なお、以前はヒトの標準的な概日リズムは25時間と考えられていました。

ただしこの時期の時間のずれは成長とともに消えていきます。日々の生活において、

「昼は明るく音や光にあふれており、夜は暗くて静か」な環境に置かれて昼と夜の違いが身につくからです。

加えて少し生理医学的なお話をしておきます。生後1カ月半を過ぎると睡眠をうながすメラトニン分泌の概日リズムが出現し始めます。そして生後2〜3カ月ごろには睡眠・覚醒、体温調節の概日リズムが明確になってきます。このことからも、生後1〜3カ月の生活習慣は、生涯の基礎を確立する最初の時期に該当すると考えた方がよさそうです。

個人差はありますが、生後1〜3カ月の睡眠の基本は、複数回の短い覚醒を挟みつつ、夜間の睡眠時間が10時間程度、複数回の昼寝が3〜4時間で、合計13〜15時間です。すべての生体リズムが整ってくるので、養育者が早寝・早起きの規則正しい習慣を実践する形で教えてあげましょう。この時期は、夜8時までの入眠習慣や、覚醒しても自然に自分で再入眠する習慣（self-soothing ＝自己なだめ。Öztürk DR, 2019 および Adams EL, 2020）を身につけてもらうこと、さらに夜間の授乳回数を減らすなど、構いすぎない保護者の対応が、子どもの持続した睡眠に結びつき心身の発達によい影響を与えると報告されています（Paul IM, 2016）。

生後2～6カ月（昼夜の違いに気づく）

図5に戻って話をつづけます。生後16週（4カ月）目に入ると、明確な概日リズムが見通せるようになってきます。夜の睡眠と昼の覚醒の区別がつき、生活リズムにメリハリがでてきました。脳の視交叉上核が着実に成長し、睡眠・覚醒リズムを支配し始めた証拠です。新生児期を過ぎたら、夜間の授乳間隔を少しずつ長くして、赤ちゃんが「持続して」眠れる環境を作りましょう。そうすることで生後2カ月ですでに5時間以上持続して眠る習慣が身につくといわれています（Pinilla T, 1993）。

生後2～6カ月は、視交叉上核の重要な形成期です。遅くとも4カ月までには学校社会に適合できる生活環境を作り始めてください。昼と夜の区別が定着するまでは、夜は8時か、遅くとも9時には寝かしつけましょう。可能なら夜7時の入眠でもかまいません。昼は外にでたりあやしたりして活動させ、夜は努めて明るさを落とした静かな環境作りをしてみてください。保護者が皆仕事をもっている家庭でも、生活の組み立て方を工夫して夜9時までに就寝していただきたいと思います。

ただ、早く寝かせなければならないという思いが強いほどうまくいかないことがありま す。自責の気持ちが強くなり、辛くなってしまった場合には、「今できること」から始めるようにしましょう。

生後4カ月ごろになると、首がしっかりとすわり、笑い声もひんぱんに聞かれるようになります。5カ月を超えると寝返りする赤ちゃんもでてくるなど、運動や言語の発達が顕著になります。同じように睡眠の状態もよくみておきましょう。健康な発達は健康な睡眠にこそ宿ります。体内時計が健全に発達しているかを判断する基準は、一度眠ると朝まで起きない睡眠リズムであるかどうかです。

個人差はありますが、生後4～5カ月は8～9時間の持続的睡眠が可能になります(Henderson JM, 2011)。早い赤ちゃんでは朝まで持続して眠れる子もでてきます。夜間の睡眠時間が9～11時間(平均10時間)、これに3回程度の計2～3時間半ほどの昼寝をあわせて合計11～14時間程度です。

図5の記録はここで終わっています。ここからは図を外れて赤ちゃんの眠りと体内時計の発達を解説していきます。

生後7～11カ月（夜間睡眠の学習と夜泣き）

生後7カ月以降も、基本的にはそれまでと同じです。規則正しい生活に基づく体内時計の成長を維持することが重要です。生後6カ月を過ぎると、夜を通して8～12時間持続して眠ることができるようになります（Paul IM, 2016）。

一方で、生後6カ月を過ぎると（あるいはそれ以前から）、夜泣きが始まる赤ちゃんがいます。夜中に何度も泣いて目を覚ますので親は大変です。一般的には、次の日に1日中機嫌が悪い、日中ずっと泣いているなどの影響がなければ大きな心配はいりません。ただし、この夜泣きの背景に夜間授乳の習慣があると、決まった時間帯に、それも不適切な時間帯に覚醒する体内時計を作る恐れがあるので注意してください（Touchette E, 2005 および Deleon CW, 2007 および Sadeh A, 2010 および Sadeh A, 2016）。

特に1歳を過ぎて、夜中に何度も（3回以上がめやす）目が覚めると睡眠の質が著しく損なわれます。実際の臨床経験でも、そのことが原因で運動、感覚、認知、コミュニケーションの発達に影響がでている幼児は予想以上に多くいます。

個人差はありますが、睡眠の基本は、生後7カ月（外国の論文では9～12カ月）を過ぎると、日中の眠りが午前中と午後に1回ずつの計2回にまとまり（Ma G, 1993）、幾分、昼寝の時間が短くなる傾向はあるものの、夜間の睡眠時間は9～11時間（平均10時間）です。夜間は一度眠りにつくと目が覚めることはほぼなくなり、あっても1、2回程度で、時間も数分程度と短いものです。これにより概日リズムはほぼ明確になります。

生後1～2歳（体内時計の完成）

赤ちゃんが1歳の誕生日を迎えました。そろそろ体内時計の形成のしあげに取りかかる時期がきました。

生後1～2歳の赤ちゃんの睡眠のめやすは、夜一度眠ると朝まで目を覚まさない睡眠・覚醒リズムの完成です。1歳を過ぎると眠りはほぼ夜間にまとまり、昼寝は午後の1回になって24時間のリズムが定着します。この状態は、できれば1歳（井上昌次郎、２００８）から1歳半まで（Touchette E, 2013）に、遅くとも2歳までには身につけることが大切です。

図6　胎児期からの睡眠の発達・変化

月齢	体内時計	夜間基本睡眠時間	1日の昼寝の回数と時間	1日の総睡眠時間	備考
胎児期	超日リズム（母体の概日リズムの影響を受けながら生後に必要な体内時計を形成中）				
生後1カ月まで（新生児期）	超日リズム	2～4時間ごとの睡眠と覚醒の繰り返し		12～16時間	
生後1～3カ月齢	概日リズム	9～11時間（平均10時間）	複数回の昼寝が計3～4時間	13～15時間	
生後4～6カ月齢		9～11時間（平均10時間）	3回程度の昼寝が計2～3時間半	11～14時間	夜間断乳を推奨
生後7～11カ月齢		9～11時間（平均10時間）	午前と午後の昼寝が計2回	11～13時間	夜間断乳を推奨
1～2歳		9～11時間（平均10時間）	午後の1回	11～12時間	

夜中にぐずっても、数分後に眠りにつくのであれば覚醒回数には入れなくても大丈夫です。ただし夜3回以上のぐずりがあるなら問題がないとはいえなくなります。しかし、保護者の皆さんにできる対応として「自己なだめ」を身につける手助けがあり、多くはそれによって解消できます。

個人差はありますが、生後1～2歳の睡眠の基本は、14カ月ごろから午後12～3時ごろの昼寝が1回、夜間の睡眠時間が

9～11時間（平均10時間）のリズムになります。昼寝が午後1回になる時期は、日本では生後14カ月ごろから（Ma G, 1993）、外国の論文では15～24カ月ごろと報告されています。概日リズムが明確になり、体内時計はほぼ成熟したといっていいでしょう。

大規模調査でわかった健康な乳幼児に必要な睡眠時間

以上の説明をまとめた図6をご覧になって気づいた方もおられるかもしれません。

２０１２年から２０１６年にかけて、私が顧問を務めるアートチャイルドケア（ＡＣＣ）が、全国の系列保育園に通う園児約７０００名を対象に行った調査があります。この大規模な調査によって、乳幼児の睡眠時間は「夜間9～11時間（平均10時間）」＋「昼寝」で構成されていることが初めて明らかになりました。

乳幼児の睡眠時間が成長とともに短くなることは皆さんもご存じですね。ではいったいどこが短くなるのかということですが、それは昼寝の減少によることがこの調査でわかったのです（図7）。

興味深いことに、この乳幼児期調査および２００８～２００９年に行った京都府八幡市

図7　乳児から幼児までの睡眠時間の変化（夜間＋昼寝）

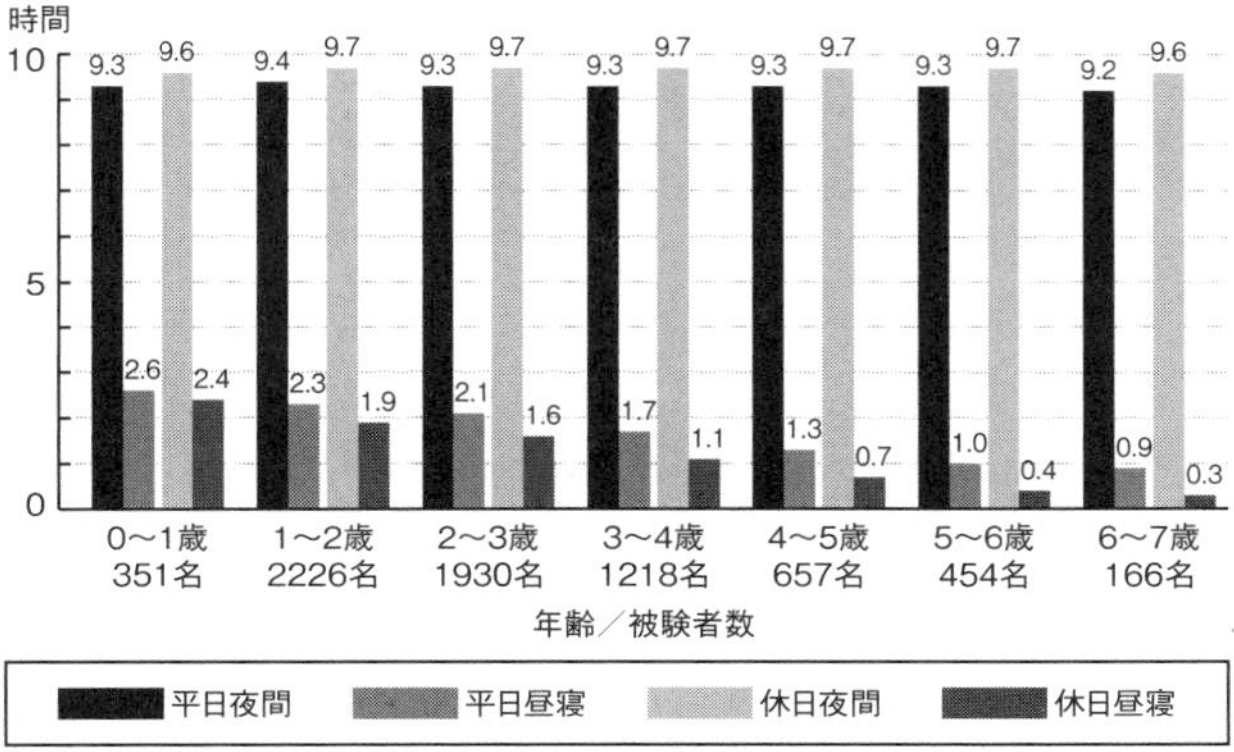

出典：2012〜2016年、ACC調査データ（三池）

の調査によると、乳幼児期から小学校1年生にかけては、どの年齢層でも夜間の睡眠時間は9〜11時間（平均10時間ほど）のまままったく変わりませんでした（山下信之、2009）。換言すれば、0歳から小学校低学年までの子どもが健康を維持するには、夜は9〜11時間の睡眠が必要だということです。この平均約10時間の睡眠時間を、私は「夜間基本睡眠時間（NBSD：Night time basic sleep duration）」と呼んで、乳幼児の重要な睡眠の条件と位置づけています（三池輝久、2015年）。

遅刻リズムと不登校リズム

アートチャイルドケアの全国調査の結果をもとに、赤ちゃんの実際の生活を想像してみましょう。夜間基本睡眠時間は平均の10時間で計算します。

通常、学校社会のリズムは朝8時には動きだすと思います。この活動時間に適した体内時計を作るには、朝6時に起床するなら夜8時に、朝7時に起床するなら夜9時には眠りにつかなければなりません。

では仮に、夜10時に眠る習慣が身についた赤ちゃんがいたとします。平均10時間の夜間基本睡眠時間を維持するなら起床時間は朝の8時です。でもこれでは遅刻に相当する体内時計が赤ちゃんの全身に作られることになります。私は、朝7時半に起床する生活リズムを「遅刻リズム」、朝8時に起床する生活リズムを「不登校リズム」と呼んで改善をうながすことにしています。起床時刻が遅い体内時計をもつほど、学校社会生活から離脱するリスクが高くなるからです。

これまで紹介してきたように、体内時計は生後2歳でほぼ成熟します。仮に就学直前になって、それまでより1時間早く起きる生活をしなければならないことがわかったとして、慌てて早起きを開始した子どもはいつもより1時間早く眠れるでしょうか？

答えはほぼノーです。確かに、早く起こすことで生活リズムが前進することがあるという説もあります。しかし、未発表ですが私たちのデータでは、生後のわずかな間に習慣化した入眠時間はすぐには変わらないのです。つまり、入学したあとにあわてて修正するのは難しい、ということです。結果的に睡眠時間が減って睡眠不足になってしまいます。早起きの生活リズムに修正するまでに、頭痛、腹痛、めまい、吐き気などの自律神経系を含む心身の不調が生じます。さらに変な時間に昼寝をしてしまったり、生活リズムがもっと混乱したりします。そこで遅くとも入学の半年前から、早寝の習慣をとり戻しておいてほしいのです。

「はじめに」でも述べたように、睡眠・覚醒リズムと体内時計は表裏一体の関係にあります。睡眠の状態が健康であれば、体内時計の形成もほぼ健全に行われていると判断できます。体内時計の形成に無理が生じていれば、睡眠の状態にもその悪影響はあらわれてきます。つまり睡眠・覚醒リズムに問題が生じている時点で、他の生命維持機能にも問題が生じているといわざるを得ないのです。特に「脳機能バランス保持」「協調運動機能」といった発達上の問題です。

次の第3章では、近年増加が注目されている発達障害の子どもが抱える睡眠の問題についてお話しします。

代表的な発達障害である自閉症と睡眠の関係は古くから知られています。歴史的にも、自閉症にはもともと軽度の脳機能の障害があって、そこに睡眠の問題が付随して起こると考えられてきました。睡眠障害は自閉症児に起こる症状の1つであり、二次的な障害であるという考えです（Verhoeff ME, 2018）。

もしそうであるなら、ASD発症の真の背景はどこにあるのでしょうか。このことが未解明のまま睡眠障害はASDの二次障害であると結論づけてよいのでしょうか。

私はこれとは逆の発想が必要だと思っています。つまり、発達障害の背景には胎児期からの体内時計形成の問題があり、それは睡眠の異常や脳機能のバランスの悪さを伴ってあらわれてくるという考えです（『子どもとねむり』三池輝久、メディアイランド、２０１１）。

そして最近、この考えを支持する報告も出始めているのです（MacDuffie KE, 2020）。

第3章　赤ちゃんと概日リズム睡眠障害

――発達障害との関係――

発達障害とは脳機能バランスの不均衡

政府広報オンラインによれば、「発達障害は、広汎性発達障害（自閉症など）、学習障害、注意欠陥多動性障害など、脳機能の発達に関係する障害です。発達障害のある人は、他人との関係づくりやコミュニケーションなどがとても苦手ですが、優れた能力が発揮されている場合もあり、周りから見てアンバランスな様子が理解されにくい障害です」（「発達障害って、なんだろう?」より）と説明されています。

発達障害は、その主症状として、言葉の発達を中心としたコミュニケーションの難しさ、周囲の人たちとの感情の共有や意思疎通の難しさ、加えて興味や関心の範囲が狭く、特定の物や場所、行為に強いこだわりがあらわれるのが特徴です。

２０１３年には、アメリカ精神医学会の診断基準ＤＳＭ-５の発表によって、それまで自閉症、広汎性発達障害、アスペルガー症候群など、色々な名称で呼ばれていたものが、自閉症スペクトラム障害（ＡＳＤ）としてまとめて表現されるようになりました。

政府広報が指摘するように、このタイプの発達障害の一部では、高い脳機能への注目も集まってきています。絵画の色彩感覚や形、音楽に対する高い感性や技術力、数学に特化した才能など際立つ力をみせる症状を「サヴァン症候群」と呼び、もともと優秀な脳機能をもつ人々がしばしばアスペルガー症候群と診断されている話は有名です。その一方で、他の能力に比べて認知能力が低いことや、不安感が強く情緒的な不安定さが散見されます。この状態は社会生活を営む上で微妙な影響を、本人にも、周囲にも与えていきます。

医学界をはじめごく一般的な理解として、発達障害は先天的（含遺伝的要因）もしくは幼少児期に生じるごく軽度の「脳機能の障害」とされ、「脳の中で適切に機能できている部分と機能できていない部分の落差が激しく、バランスを欠く状態」という特異性があります。

発達障害増加の背景

近年、こうした症状をきたす子どもたちが急激に増加していることは皆さんも実感されているのではないでしょうか。発達障害の急増は２０００年ごろを境に始まっていると考えられます。

臨床にかかわる小児科医の多くも感覚的に、発達障害は非常に増加しているという印象をもっていますし、多くのデータが増加の事実を示しています。就学前健診で、発達障害の割合が6〜10%に達することが報告され、障害児医療にかかわる現場では、もっと高い数字なのではないかという声さえ挙がっているのです。

発達障害が先天的（含遺伝的）要因だけで起こるのなら、生物学的に考えて昨今の急増は考えにくいことです。ですから発達障害を先天的（含遺伝的）要因による疾患と決めつけたり、遺伝的要因を過大に評価したりすることは差し控えた方がいいでしょう。

ヒトの病態を考えるとき、遺伝的要因と環境的要因が2つの歯車として大きな役割をもつことは一般的に知られています。発達障害もこの定説にそって考えられると私は思っています。

体内時計の形成がうまくいかない子ども

発達障害が起こる背景には、「概日リズム睡眠障害」として表面にあらわれた体内時計機構のずれや混乱があるのではないでしょうか。つまりこういうことです。

胎児期に何らかの理由で体内時計のベースがうまく作られないと、人生最初の生活リズムとなる新生児期の超日リズムに未熟さが生じます。そこに生後1カ月半ごろから24時間周期の概日リズムが作られようとしますが、いかんせん未熟な土台なのでうまくいきません。概日リズムは適切な超日リズムを基に作られるものだからです（Bueno C, 2016）。

新生児期に出現する超日リズム、乳児期から本格的な形成が始まる概日リズムがつかさどる睡眠は、猛烈なスピードと多様性で成長する脳機能の発達とも密接に関係します。体内時計の形成不全によって睡眠に問題が起こると、発達途上にある赤ちゃんの脳は望ましくない作用を受けて育つことになります。この説を裏づける分析が66頁の図8です。

生後1カ月の睡眠障害

以前から私はＡＳＤ児の診療中に、「新生児期から眠ってくれず育てにくかった」という保護者の訴えが多いことに気づいていました。そこで２０１２年に、当時「自閉症」と診断されていたお子さん約60名の保護者にお願いして、新生児期の眠りのありようについて予備調査を行いました。

図8　ASD児と健常児の睡眠状態の比較（新生児期の聞き取り調査）

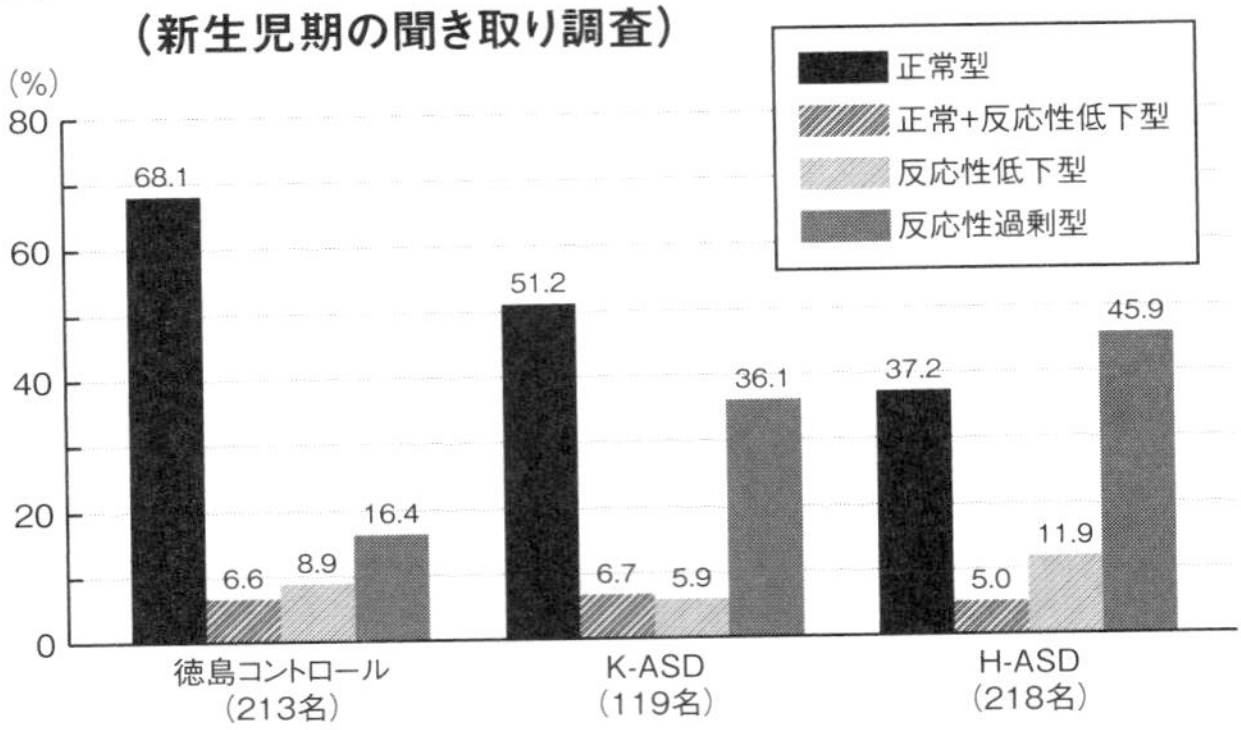

出典：2016年 子どもの睡眠と発達医療センター（現：子どものリハビリテーション・睡眠・発達医療センター）調べ（三池）

結果は、80%以上の子どもたちが、新生児期に、反応性過剰型、あるいは反応性低下型の睡眠状態を示していました。そこで２０１６年、文部科学省の研究費（新学術：構成論的発達科学No.24119004）を得て、さらに詳細で、規模を大きくしたアンケート調査を行いました（図9、図10）。

図8は、健常児とＡＳＤ児の、新生児期の睡眠のあり方を比較した研究の結果をまとめたものです。２つの施設に通院する乳幼児と、徳島県内の保育園児の保護者を対象に、「お子さんの新生児期の睡眠はどうであったか？」を中心に生活リズムの様子を聞き取りました。

2つの施設とは、かつて私がセンター長を務めた兵庫県立リハビリテーション中央病院子どもの睡眠と発達医療センター（現：子どものリハビリテーション・睡眠・発達医療センター）と、鹿児島県こども総合療育センターです。調査に協力してくれたのは、兵庫県立子どもの睡眠と発達医療センターでは発達障害と診断された子ども（以下、H-ASD）、鹿児島県の療育センターでは発達障害として通院中の子ども（以下、K-ASD）です。また、この2つの施設の結果と比較するために、徳島県内の4つの保育園に通う定型発達の子ども（以下、徳島コントロール）の保護者にも協力いただきました。コントロールとは医学的に健康で問題をもたないという意味です。

こちらの図中に登場する睡眠のタイプを説明します。

- 正常型：新生児期特有の2〜4時間周期の睡眠・覚醒リズムを示す。寝つきも良く、1日の総睡眠時間は14±2時間程度。
- 反応性過剰型（イライラ型）：60分以上寝つけず、眠ったあとでも中途でひんぱんに覚醒し、睡眠時間が1日8時間以下と短い。日中は泣くことが多く、不機嫌さがみられる。

図9　新生児期から幼児期までの睡眠の変化（H-ASD）

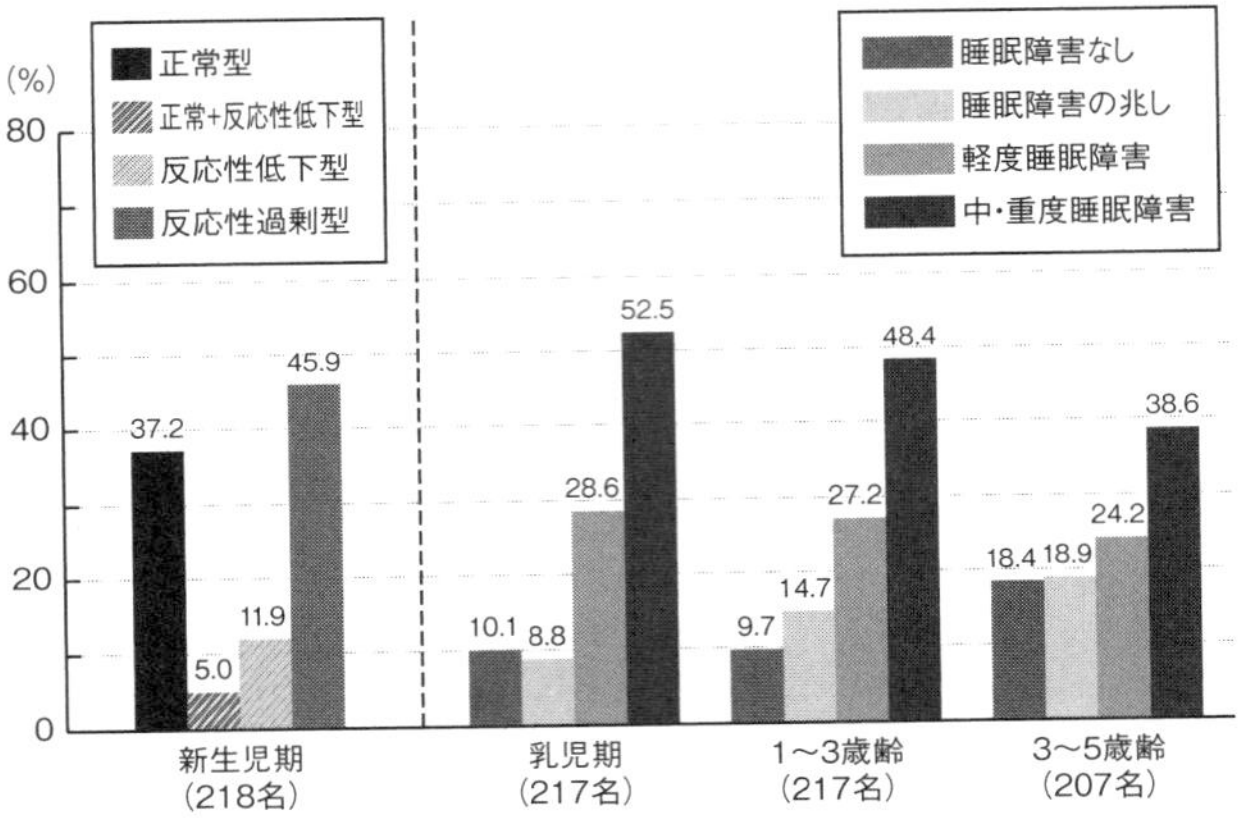

●反応性低下型（無関心型）：一度眠るとそのまま6〜7時間以上眠るので、ほとんど手がかからず育てやすい。

反応性過剰型（イライラ型）と反応性低下型（無関心型）はともに睡眠障害です。

聞き取り調査の結果（図8）から、H-ASDとK-ASD群の子どもたちの、新生児期の睡眠特性がくっきりと浮かびあがってきました。H-ASDとK-ASDでは、徳島コントロールと比べて「正常型」が有意に少なく、約半数にイライラ型か無関心型の睡眠障害がみられたのです。新生児期の睡眠障害の1つである反応性過剰型と診断されたお子さ

図10　新生児期から幼児期までの睡眠の変化
（徳島コントロール）

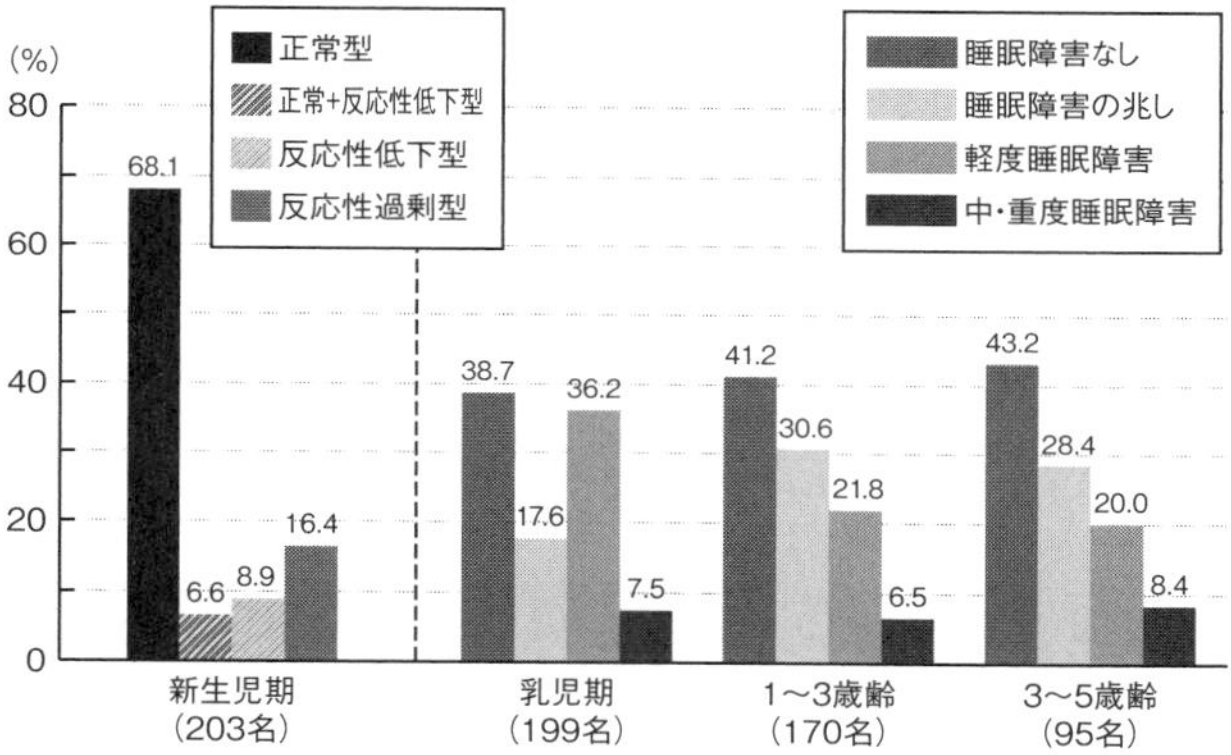

んは、徳島コントロールが16・4％であるのに対し、H-ASDでは45・9％、K-ASDでは36・1％にのぼります。このように、幼児や就学児ではなく、生まれて間もない新生児に睡眠障害があると判明したことは大きな発見でした（Miike T, 2020）。

睡眠障害は乳幼児期に増える

新生児期の睡眠特性は、その後、成長とともにどのように変化するのか？　この疑問を探るために行った調査の結果が図9と図10です。前回と同じH-ASD、K-ASD、徳島コントロールのご家族に、お子さんが0〜5歳齢児だったころの睡眠状態を尋ねました。

紙面の関係で本書ではH－ASDと徳島コントロールの結果のみ紹介します。

質問の内容は前回と同じですが、グラフのまとめ方を少し変えました。年齢区分は、「新生児期」「乳児期」「1～3歳齢」「3～5歳齢」としました。睡眠の状態は「睡眠障害なし」と「睡眠障害あり」に分け、あった場合はその程度を「睡眠障害の兆し」「軽度睡眠障害」「中・重度睡眠障害」の3つに分類しました（判断基準は102頁からの解説を参照）。

図9と図10を比較すると、明らかに図9のH－ASDに睡眠障害が多いことがわかります。また「睡眠障害あり」と判定された子どものうち、「中・重度睡眠障害」の子どもが非常に多くなっています。

ただ興味深いことに、図10の徳島コントロールでは、H－ASDと比べて睡眠障害と判定された子どもは少ないものの、乳幼児期に入ると「睡眠障害なし」が減少して「睡眠障害の兆し」や「軽度睡眠障害」が増えています。グラフには掲載していませんが、アンケート調査を詳細に分析すると、新生児期に「睡眠障害なし」と判定された赤ちゃんの中に、乳児期に発症したケースが多く含まれていました。

この調査から、新生児期に発症した睡眠障害はそれ以降も継続する可能性があること、新生児期に問題がなくても乳児期以降に新たに発症する可能性があること、それによって健康な睡眠をとっている子どもが成長とともに減ることがわかりました（新生児期と比べて）。

前回の調査結果と併せて整理してみましょう。

- 睡眠障害は新生児期から出現することが明らかである。
- ASD群では新生児期・乳児期ともに睡眠障害の子が有意に多い。
- 新生児期の睡眠障害はそれ以降も継続する可能性がある。
- 睡眠障害は新生児期に発症しなくても乳児期に発症する可能性がある。
- 新生児期から乳児期にかけてノーマルな睡眠状態の子どもが減る。

新生児期の睡眠のあり方は、すなわち体内時計の形成の状態といえるので、睡眠障害の出現は体内時計形成に何らかの問題が起きていることを示しています。

DOHaD仮説と胎児プログラミング説

ＡＳＤ発症の原因に、胎児期からの体内時計の形成不全が潜んでいるという本書の仮説を説明するにあたり、妊娠中の女性と子どもの発達の関係について少し踏み込んだ議論があるので紹介しましょう。

最近、研究者の間で話題になっているのがDOHaD仮説です（Varcoe TJ, 2018 および Varcoe TJ, et al., 2018）。DOHaD は Developmental Origins of Health and Disease の頭文字を使ったものです。その意味は、「胎児期や生後直後の健康・栄養状態が、成人になってからの健康に影響を及ぼす」。起源は「第二次世界大戦中のオランダで起きた飢饉《ききん》下で妊娠中、および出生後早期に低栄養に曝露《ばくろ》された児《こ》が、成長後に高頻度に肥満を呈したことを明らかにした」（Ravelli GP, 1976）ことに始まっているようです。

これと似た考えに胎児プログラミング説があります（Barker DJ, 1989 および Lucas A, 1991 および Godfrey KM, 2000）。１９８０年代後半、Barker という研究者が、特に冠動脈疾患、脳卒中、肝臓病、高血圧、糖尿病、がんなどにおいて、胎児期環境、つまり妊娠中

図11　胎児期の体内時計形成の未熟さと
将来的な疾患の関係

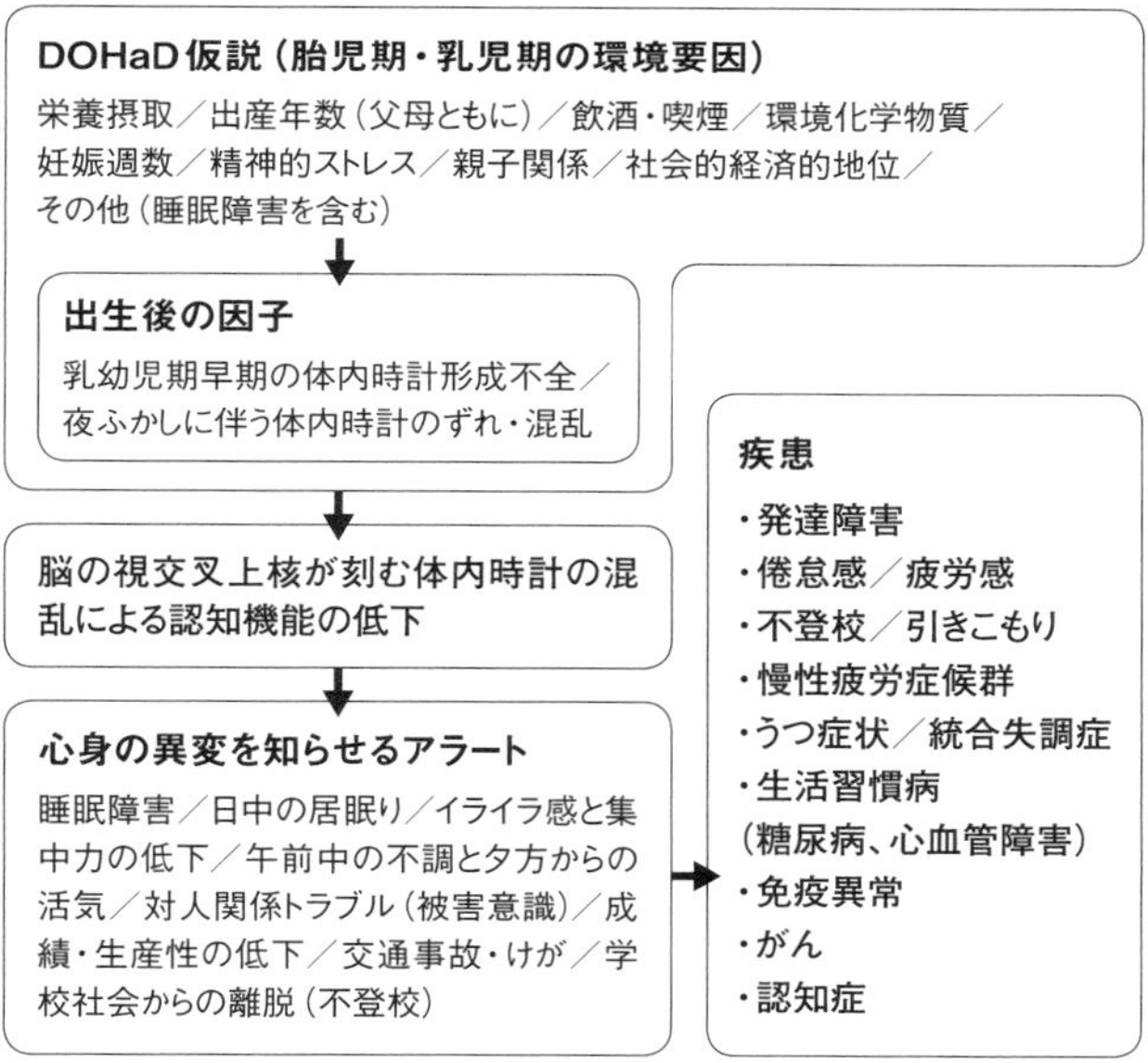

の母親の生活環境が将来の生活習慣病の発症に及ぼす影響が大きいことを示すデータを公開し、これを「胎児プログラミング説(Barker仮説)」と呼びました。胎児期に種々のストレスが加わることで、その後の疾患発症がプログラミングされるという説です。

　私は、DOHaD仮説にしても、胎児プログラミング説にしても、生後の健康問題の背景には胎児期の体内時計形成の未熟さや異常があると考えています。少し極端な言い方かもしれませんが、生来的な疾患は、胎児期から乳児期の体内時計形成の成否にあるのではないでしょうか。そして発達障害の発症もこれとほぼ同じメカニズムが推察できるのです。

では胎児期からの体内時計の未熟さはどのようにして起こるのか。次に「胎児期」と「生後」に分けて体内時計がうまく形成されない理由を説明します。

「胎児期」に体内時計がうまく形成されない理由

1　体内時計が標準より長いクロノタイプ

新生児期に睡眠障害が生じる赤ちゃんの中には、時計機構にかかわる遺伝子に何らかの異変があるケースが考えられます。その1つが体内時計の長さに関するものです。

ヒトが本来誰しももっている概日リズムは、平均して24時間11分といわれています。地球の自転は1周で23時間56分ですが、学校社会生活は正確に24時間なので、ヒトは毎日、11分の誤差を調節（リセット）しながら生きていることになります。

ところでヒトは、成長とともに朝型（ヒバリ型）と夜型（フクロウ型）というクロノタイプが起こると報告されています。朝型・ヒバリ型の人は、日の出ごろには目覚め、早い時間から活動を開始します。当然、夜入眠する時間も早くなります。ある研究では、低体重で生まれた場合は朝型・ヒバリ型になる率が高く、これは人生の早い時期に決まる可能性があると指摘されています（Björkqvist J, 2014）。

ここで取り上げたいのは、もう一方のクロノタイプである夜型・フクロウ型の人たちです。入眠・起床時間は遅く、昼よりも夕方からの方が気分がよく、活発になりやすい人、と考えるとわかりやすいでしょう。このタイプは年齢とともに生活環境の影響を受けてしだいに夜型になっていくのではないか？という報告もあります（Kuula L, 2018）。

そして夜型・フクロウ型の場合、概日周期が通常よりもちょっと長めであるという考え方が報告されています（Brown SA, 2008）。例えば、体内時計が24時間30分に近い人を想定してみます。そうした場合、地球の自転の24時間と自分の体内時計の差が標準の人より大きくなります。そのため、ずれた分の時間調節が大変になるという特徴があります。どうしても入眠時間が後ろ（遅い時間）にずれやすく、結果的に夜型になりやすいわけです。普通に生活しているだけで、入眠時間が遅い方へずれて地球の周期に合わなくなるのです。

それだけでなく、夜型・フクロウ型では抑うつ症状や不安症状、行動調節障害、攻撃性や反社会的行動に至る様々な健康を損なう行動など、否定的な心理的結果が伴うという報告も複数みられます。

このこともあって、とりわけ夜型・フクロウ型では、遺伝的な背景もあるかもしれませんが、普段の生活のしかたも大切な要素と考えた方がよいのかもしれません。ちなみに、新型コロナウイルス感染症流行中の特殊な長期休暇の状態においてはこのクロノタイプに関係ないような夜型生活者が増えたと報告されています（今回の休暇は、特に学生にとって外出できないなど普通の長期休暇と異なる点が気になります）。人間の睡眠習慣が生活条件に応じて変化する可能性があることを示す興味深い説ではないでしょうか（AMHSI Research Team, 2020）。特に若い世代には規則正しい生活の大切さを伝える「眠育」が必要だと私は考えています（Maeda T, 2019）。

夜型・フクロウ型の人がもつ生来的な24時間30分などの少し長めの体内時計が呼び起こされないためには、不規則な生活や夜型の生活を遠ざけ、地球の自転に合わせた生活の実践が推奨されます。「毎朝決まった時間に自分で気分よく目覚められるように入眠時刻を設定する」ことが基本です。朝起床後に太陽の光を浴びるとか、目覚まし時計や家族の起床に合わせて入眠・起床時間を一定に保つのも有効です。夜しっかりと眠れるように日中は極力活発に活動する生活も必要かもしれません。いずれにしても、新生児期から生活リズムを整えることが強く望まれます。

2　妊娠中の母親の生活習慣

妊娠中の母親の生活習慣も胎児の体内時計形成に重要な働きをもっています。

マウスを使った動物実験などで、母親の生活習慣と胎仔の体内時計の関係が報告されています。妊娠中のマウスに夜ふかしをさせて人工光を浴びせつづけたり、不規則な食事時間などを経験させたりすると、胎仔の体内時計の形成に問題が生じるというものです。これまでは動物実験の結果だからそのままヒトに応用しなくてもよいという楽観論もありましたが、ヒトを対象にした研究でもいくつかの影響が明らかになっています。

例えば、母親の不規則な生活は胎児の成長に影響し、死産や早産につながるという研究(Strange LB, 2009)や、未熟児は、将来、心血管疾患による死亡率が高いという報告、さらに早産や未熟児では発達障害が多いという報告がなされています。

私たちの研究でも、体内のリズム形成が活発に行われている胎生35週（9カ月弱）未満で生まれた赤ちゃんにＡＳＤ発症が有意に多いことが判明しています。第2章に記載した胎児期の体内時計の形成時期を考えると興味深い関連があるといえそうです。

さらに、妊娠中の母親の睡眠習慣や食事の規則性など日常生活に関する私たちの調査で、入眠が午前0時を過ぎる習慣のある母親の赤ちゃんには、新生児期にイライラ型の睡眠障害を呈する子どもが多く、ＡＳＤ診断に結びつくリスクが高くなることが判明しています（Miike T, 2020）。調査では、母親には妊娠期のライフスタイルとしての睡眠時間・食事の規則性・併発症などを尋ね、赤ちゃんに関しては出生時体重・出生週数・新生児期の生活リズムを尋ねましたが、妊娠中の高血圧や糖尿病などの疾患が胎児に与える影響は今回は確認されませんでした。

3　ＡＳＤとメラトニンの低下

胎児期に体内時計がうまく形成されない3つ目の理由は、私が注目しているメラトニンという物質に関係します。少し前置きが長くなりますが、発達障害とメラトニン治療について世界の最前線の研究を紹介しましょう。

古くから眠りを知らせる時計物質として、さらには時差ぼけの治療薬として知られるメラトニンは、アミノ酸（トリプトファン）からセロトニンを経て作られます。

私たちの臨床研究では、発達障害の子どもでは、セロトニンからメラトニンが作られるときに必要な酵素アセチルセロトニンメチルトランスフェラーゼ（ＡＳＭＴ）が低下し、メラトニン産生が低下していることが明らかになっています。

実はＡＳＤに関してメラトニンの代謝系に問題があると報告する論文は多数でています。血液全体のセロトニンは増加しているのに、血漿のメラトニンは減少しているというのです。本来、血液全体のセロトニンが増えていればメラトニンも増えるはずです。ところが、セロトニンからメラトニンに至る代謝経路に問題が生じるとメラトニンがしっかりと生成できないというのです。これは発達障害ではメラトニンそのものが作られにくい状態であることを示しています。

胎児期においても、胎児と母親の生活リズムは密接に関連していますから、当然メラトニンも深くかかわってきます。妊娠中の母親の松果体や胎盤、卵巣で生成されるメラトニンは、胎盤や子宮の機能を守るために必要で重要な物質といわれています（Reiter RJ, 2014）。２０２０年に発表された研究では、子宮内発育不全がある場合、胎盤組織におけるメラトニン濃度が低く、合併症のない母親と比べてメラトニンの受容体も少ないことが報告されました（Berbets AM, 2020）。

そのため胎児の発育に問題があったり、母親の生活リズムが不規則になっていたりするときに、メラトニンを服用することが胎児を守り、さらに DOHaD 仮説のように将来の様々な成人慢性疾患、特に心血管疾患や神経疾患の予防に効果があるといわれています（Wilkinson D, 2016）。将来の心身健康被害の予防法としてメラトニンの使用が考えられ始めたといえるでしょう（Hsu CN, 2019）。

そして自閉症の概日リズム睡眠障害の治療に着目した報告もでてきました（Tordjman S, 2015）。この報告が注目しているのは、ソーシャルコミュニケーションの早期発達には、運動、情緒、対人関係の「リズムの周期性と協調性が重要だ」という点です。自閉症を、生体リズムと行動、生活リズムの調和の問題ととらえて、その調整にメラトニンを用いる治療法が進行しているのです。この報告により、メラトニンという物質が、概日リズムのほか、運動、情緒、人格の内面に起こる「リズム」にまで影響し、整える作用をもつと考えられるようになりました。

睡眠・覚醒リズムを整える「生活リズム調整剤」としての役割があるメラトニンですが、その作用は多岐にわたります。神経保護作用や抗酸化作用が強いことから心血管疾患の予防に用いられますし、ストレス緩和や老化防止にも効果ありといわれています。さらにアポトーシス誘導、抗血管新生特性、転移および浸潤阻害などの特徴を利用したがんの新規治療が行われ、白血病においてもその有効性が注目されているのです（Shafabakhsh R, 2020）。

では、メラトニンの低下を防ぐことはできるのでしょうか。セロトニンからメラトニンが作られるときに必要な酵素が低下する原因に、「夜に光を浴びること」があります。メラトニンは夕方薄暗くなると分泌が始まり夜中にピークに達しますが、夕方以降に、例えば４６０*nm*（ナノメートル）のブルーライトが含まれるスマホの光を浴びつづけると、メラトニン分泌が抑制され、眠気が消える、あるいはあらわれなくなるのです。メラトニンが胎児の発育を守る役割を果たすことを考えると、妊娠中の女性は特に気をつけたい行動様式ではないでしょうか。

4　紫外線の忌避によるビタミンD欠乏説

最近、紫外線の怖さを強調する情報や美容のためか、陽《ひ》に当たることを避ける風潮があります。日焼けした健康な肌というイメージは消えて美白という言葉がもてはやされる時代です。

その影響もあってか若い女性の血中ビタミンD（以下、ＶｉｔＤ）は全体として低い傾向があり、特に妊娠中の母親の血中ＶｉｔＤ低下が話題になっています。メカニズムは完全には解明されていませんが、実はこの母親の血中ＶｉｔＤ低下がＡＳＤ発症と関係が深いという報告が増えています。

妊娠中の母親におけるストレス、例えば栄養問題、毒性物質への曝露、睡眠障害、アレルギーなどは、ＩＬ-6、ＩＬ-17といった様々な内的炎症性物質を上昇させるといわれています。母体内に増加したこれらの物質は、胎盤を通って胎児の脳に影響を与えます。胎児脳の神経細胞を支える小膠《しょうこう》細胞であるミクログリアを刺激して活性化させるのです。それによって過剰な、または逆に低下したシナプスの剪定《せんてい》（刈り込み）の影響を受けることがＡＳＤの様々な症状をもたらすという考えです。ＶｉｔＤが不足していると、免疫力が低下して、こうした悪い影響を防御できなくなるのです。

ＶｉｔＤは骨・カルシウムの代謝に大事なものという認識は皆さんももっていると思います。でもそれだけでなく、実は多面発現性ホルモンという性質もあります。つまり抗増殖性、分化促進性、抗菌性、免疫調節性、抗炎症性を兼ね備える重要な物質ということです。

またＶｉｔＤは、神経発達に密接に関与するステロイドホルモンでもあります。神経細胞の増殖、神経伝達、酸化ストレス、免疫機能にかかわっていて、こうした機能は中枢神経系のＶｉｔＤによって媒介されているといわれています。そのため妊娠中や乳幼児期にＶｉｔＤ欠乏が起こると、発達中の脳が大きな影響を受けたり、ＡＳＤなどの発症につながる可能性があると指摘されているのです（Traglia M, 2020）。

その証拠に、治療として高用量のＶｉｔＤを自閉症の子どもに投与すると、約75％でコミュニケーションスキル、アイコンタクト、常動運動といった中核症状が改善したといいます（Cannell JJ, 2017）。また、妊娠中の母親にＶｉｔＤを補充してもらって免疫力を上げておくと問題を未然に食い止められる、つまり生まれてくる赤ちゃんのＡＳＤ発症を予防できるという考えも出始めていて、実際に補充療法が行われています（Jia F, 2018）。

１９９８年、「母子健康手帳」から日光浴を推奨する文章が消えて、代わりに外気浴という言葉が使われるようになりました。日光浴は身体が日光を浴びること、外気浴は身体を新鮮な空気や風に触れさせることです。外気浴に変更された理由の1つは紫外線による影響です。あくまでも仮説と高をくくることは簡単ですが、物事はすべてが明確になるまではやはり慎重に行動しておくに越したことはないでしょう。

これから母親になる方はなるべく夜ふかしを避け、規則的にしっかりと食事をとり、ほんの少しでも陽に当たる生活を忘れないでいただきたいですし、無理をしない生活を心がけていただきたいと願うものです。ちなみにアジア系の人種では、コーカシア（白人）系よりも皮膚がんが発生する可能性はかなり低いと考えられているので、極度に心配する必要はなさそうです。

5　双子研究と遺伝因子背景論

さて、恐らく皆さんが一番気にされているのが遺伝による背景説ではないでしょうか。そこで現時点での研究状況をお話ししておきましょう。

遺伝子の関与については、先天的な何らかの素質は存在していると考えられますが、これまでに明確な根拠（遺伝子の異常）は少数の例外を除いてはほとんどみつかっていないのが現状です。

これには複数の双生児研究が関係しています。研究によると、一卵性双生児の場合、2人とも自閉症である割合、つまり一致率は60〜90％に及ぶと報告されています（Muhle R, 2004）。

それに対して、二卵性双生児の自閉症の一致率は10％以下という程度でした。この数字に関してはかなりの幅があってまちまちですが、どれも同様に一卵性双生児での発症率が高いことを報告しています。このことから遺伝子的影響の大きさは否定できず、遺伝的素質説の根拠になっています。

しかしその後、この双生児研究の追試が行われ、二卵性双生児の発症率が以前の報告よりも高いと報告されて、一卵性と二卵性の違いがそれほど大きいものではないことがわかりました（Hallmayer J, 2011 および Colvert E, 2015）。そのため一卵性における遺伝性説明が十分とはいえなくなっていて、発達障害と遺伝の関係を示す根拠としては若干弱くなっています。

また、ＡＳＤについても、同じ遺伝子変異、欠失、重複などの問題をもちながら、親は健常で子どもがＡＳＤである例など、説明がつかない事例が多いということも知られています。

では実際に、どのような遺伝子変異がみつかっているのでしょうか。

ＡＳＤに関する報告によれば、シナプス結合、その機能、シグナル伝達（神経細胞から神経細胞への情報伝達）にかかわる遺伝子群や、細胞分化調節遺伝子などのシナプス恒常性（シナプスの働きを一定に保つ性質）を変化させる可能性がある遺伝子群の変異が報告されています（神保恵理子、２０１５年）。

最近では、定型発達の健康な子どもには異常がみられないのにＡＳＤの子どもに変異が認められる遺伝子が102個みつかったという話もあります。これらの遺伝子はほとんどが脳の発達初期にあらわれ神経伝達の調節の役割を果たすとされています（Satterstrom FK, 2020）。

これらの報告は、ほぼすべて、神経細胞同士が情報を交換するのに必要なしくみに関する遺伝子群の変異についてです。ちなみに変異とは、遺伝子を形作るA（アデニン）、T（チミン）、C（シトシン）、G（グアニン）の4つの塩基の配列が、例えばATGCのはずが、ATGGやATGになったりすることをいいます。異常が起こると本来の正常なたんぱく質とは異なるたんぱく質が作られたりするために問題が起こります。

遺伝子の変異は、両親から受け継がれたためにASDが発症するといった決定的な遺伝子の異常とは異なり、胎児期の成長過程において外部からの何らかの侵襲に伴う炎症（例えばIL-17などの炎症性物質増加）などにより生じた遺伝子の二次的な変化と考えておく方がよさそうです。つまり遺伝子疾患とは本質的に異なるということです。

もし、これまでに述べたように、多様な遺伝子の微細な変化ではなく、必ず自閉症を発症させる明確な遺伝子の異常が存在するのなら、一卵性双生児の1人が自閉症であればもう1人も100%自閉症であるはずです。実際は60〜90%と高率であるものの100%ではありません。

これまでの報告からわかっていることは、家族内発症が多く、一卵性双生児での発症一致率が二卵性よりも2倍ほど高いことだけで、それがいったいどのような遺伝的な素質であるかはわかっていません。必ずASDが発症するといった決定的な遺伝子異常は確認されていないということです。

生後は環境的要因が強く働く

最近の研究成果として報告されている出産前後の周産期トラブル、環境化学物質汚染などの環境ホルモンの影響、葉酸の不足論は否定できません。かといって幼少期の環境的要因は無関係、と結論づけるのも適切ではありません。

発達障害は、先述した遺伝的素質を含む先天的要因に、何らかの環境的要因が加味されて生じる病態です。この十数年で発達障害と診断される子どもが実感としても急速に増えている事実は、遺伝的要因もあるでしょうが、むしろ環境的要因が大きく関与していることを示唆しているように思います。次に生後の要因をみていきます。

「生後」に体内時計がうまく形成されない理由

1 夜型生活

赤ちゃんが大人の夜型生活の影響を受けて遅寝になることが、体内時計形成を阻害する要因の1つ目です。意図的か否かにかかわらず、乳児でも夜10時以降に眠るケース、あるいは午前0時を回らないと眠れないケースが増えています。

ヒトの身体は夕方になると体内時計の指令により睡眠をうながすメラトニンが脳の松果体から分泌され、体温を下げて眠る準備が始まります。現代は夜遅くまで明るい光を浴びる生活なので、夕方ではなく、もっと遅い時間にメラトニンが分泌されるようになりました。その結果、体内時計が遅れだして、なかなか眠気が訪れずに生活リズム自体も後ろにずれていくようになりました。

例えば明るい照明に照らされた家の中でテレビがつけっぱなしの状態で夜遅くまで起きている赤ちゃんは、胎児期に母親から受け継いだ全身に散在する概日時計のリズムを1つにまとめるときに、学校社会生活から何時間もずれた中枢時計が完成することになります。また不規則でバラバラな入眠時間や起床時間で生活する赤ちゃんは、全身を統一する中枢時計にばらつきが生じてまったく安定しない、どんなときも混乱しているような体内時計ができあがってしまいます。左右の脳がバラバラになるのではなく、最初から全身がバラバラのまま体内時計としてまとまりがなくなってしまうのです。最近の体内時計の働きに関する研究から、視交叉上核の中枢時計は、ただ「眠ることと覚醒すること」を統御しているだけでなく、各臓器・組織の生理的な働きまでも統率する大事な器官といわれているからです。

2　夜間授乳がつづくこと

背景の2つ目は、夜泣き対応としての夜間授乳の継続です。少し強い表現となってしまいますが、夜間授乳を継続することは、自己なだめを妨げ、夜泣きによって起こる睡眠の中断をサポートする行為にあたります（Hiscock H, 2014）。夜間に何度も覚醒していては、概日リズムの形成、つまり地球での生活で必要な、昼と夜とで一巡する睡眠・覚醒リズムの健全な発達（McGraw K, 1999）が阻害されてしまいます（Touchett E, 2005およびDeleon CW, 2007およびSadeh A, 2010およびSadeh A, 2016）。

ほとんどの保護者は赤ちゃんが起きるから眠らせるために授乳すると信じているようです。ところが話は逆なのです。赤ちゃんは夜を通して眠りたいと思っているのに、目覚めるたびに授乳されるので、その時間になると目が覚める体内時計を身につけてしまうのです。

新生児期から2カ月まではぐっすりと寝てくれていたのに生後2～4カ月になると眠らなくなったという赤ちゃんが結構います。このような赤ちゃんは、新生児期の睡眠・覚醒リズムの名残りとして、短時間の目覚めが起きているに過ぎないこともあります。既述のように生後2カ月の赤ちゃんはすでに少なくとも5時間以上は持続して眠る力を身につけています。

短い時間、目が覚めたようにみえても実は持続して眠る体内時計を自ら作る努力をしている赤ちゃんに授乳をすると、内臓にある末梢時計が動き始めます。脳の中枢時計は休養を指示しているのに臓器の末梢時計は働き始める。2つの時計は協調性をなくし、体内時計形成に混乱が起こります。

仮に夜泣きがあっても、授乳はせずに、静かに寝かせておくことが、赤ちゃんの概日リズム形成にとって大切です。これは単なる「ねんねトレーニング（ネントレ）」とは意味合いが違います。愛着形成という魅力ある言葉に従って一生懸命に子育てしているつもりでも、夜間の頻回授乳は、結果的に睡眠断片化、睡眠不足、体内時計形成不全を生じさせ、肝心のコミュニケーション能力を阻害するリスクを上げることになりかねません。両親が赤ちゃんに構いすぎると子どもの睡眠の問題は増加するのです。夜間断乳の意味を冷静に理解していただきたいと思います。特に母乳栄養児における早めの夜間断乳は、赤ちゃんだけではなく保護者にとっても心身の健康維持に大切で、子育てによる疲労困憊《こんぱい》を予防する1つの手段でもあります。

ここまで、胎児期から乳児期に体内時計形成がうまくいかない背景を述べてきました。これを踏まえて、ヒトが睡眠を必要とする理由を脳科学的な視点からとらえることにします。

脳の海馬は睡眠欠乏に弱い

胎児期における睡眠の働きにより、無から神経細胞が生まれ、脳の情報ネットワーク（経験したことを覚えたり、考えたり、対処したりするための学習を行う）を構築する基礎が創り上げられます。胎児期の眠りはそのネットワーク機能が生涯にわたって適切に働くために重要なものです。

この作業は、生まれたらそこで終わるものではありません。生後もつづきます。生後は周囲の環境との相互作用が始まり、学習という行為が加わります。外界から飛び込んでくる様々な刺激を受けて、それに対応するための働きを確立していかなければなりません。まだまだ組織として未熟な脳機能を充実させるために成長させなければなりません。

子どもの脳のサイズが大人と大きく異なるのは、成長するにつれて一つひとつの神経細胞同士の間に作られる回路網の充実の差によるものです。1つの神経細胞は1000～1万個近くの細胞とつながっていて、その間をつなぐ髄鞘《ずいしょう》と呼ばれる線維や脳神経細胞と脳神経細胞を結びつけるシナプスが形成されていきます。この神経細胞同士をつなぐ神経回路網、つまりネットワークの構築こそが脳を働かせる上で重要です。わくわくするような興味深いことにかかわるヒトのシナプスは、何歳になっても、私のような高齢でさえ新しく作ることができるといわれています（『環境が脳を変える』マリアン・クリーヴス・ダイアモンド、井上昌次郎他訳、どうぶつ社、１９９０年）。赤ちゃんや子どもがわくわくと興味をもてるような、好奇心や積極性をもつ脳を育ててあげることがまず必要です。

脳の中でも、特に知識を蓄えるのに重要な領域の1つに海馬があります。その細胞は、脳神経細胞の中でも唯一分裂して増えサイズも大きくなります。海馬は疲れにくいタフな組織ですが、睡眠欠乏に弱いとされています（『海馬』池谷裕二、糸井重里、新潮文庫、２００５年）。睡眠不足傾向にある子どもの海馬のサイズはよく眠る子どもの海馬に比べて10％ほど小さいという報告もあります（Taki Y, 2012）。さらにコミュニケーションに関係する機能の発達と密接なかかわりがあることも報告されています。脳が急速に発達する胎児期、新生児期、乳児期に、睡眠不足や生活リズムの乱れがつづくと、脳そのものの発育および機能の発達にマイナスの影響があることはいうまでもないでしょう。

図12　胎児期の超日リズムの正常例と異常例

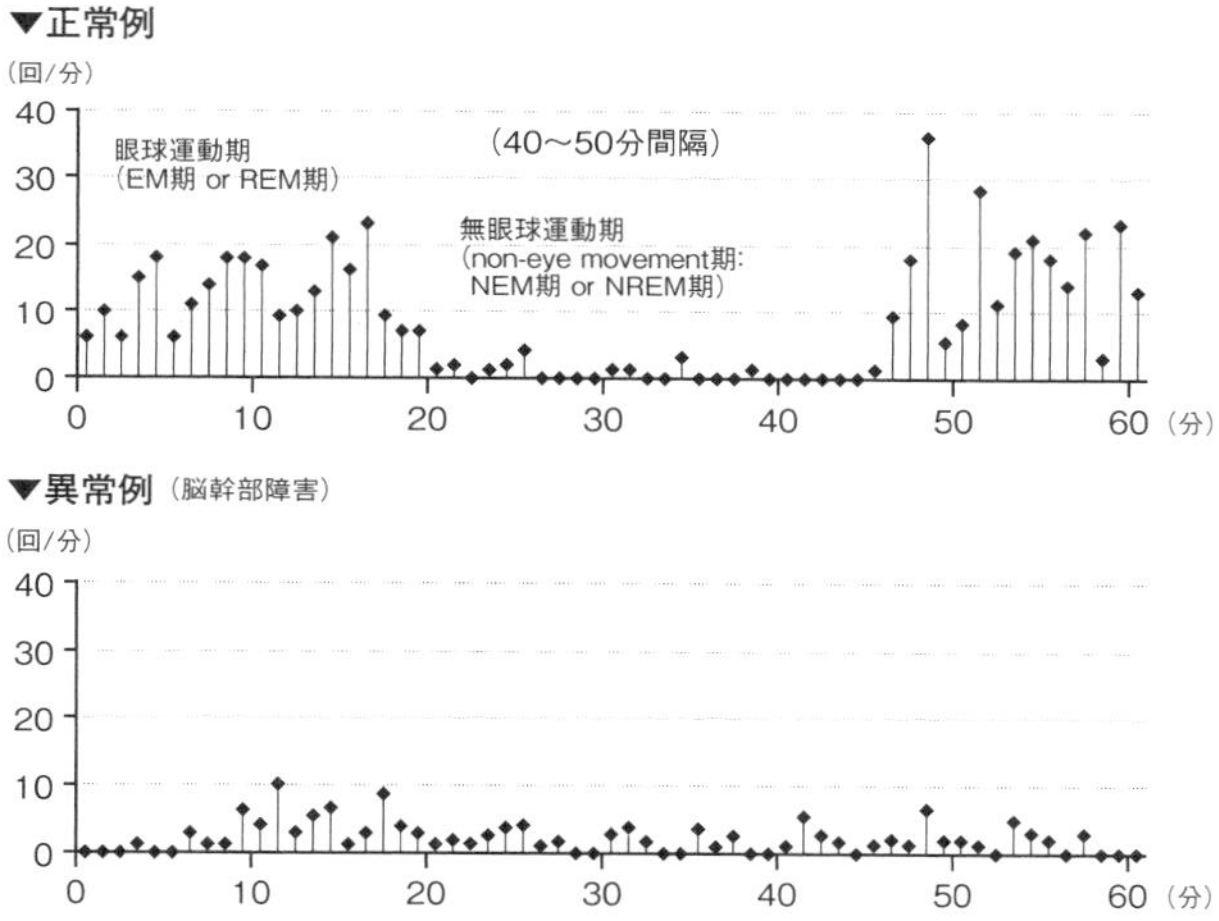

出典：諸隈誠一、日本産科婦人科学会雑誌、2010年より引用

脳幹部のダメージと周期性のない睡眠リズム

繰り返し書いてきたように、胎児や新生児は眠っている時間が長く、中でもレム睡眠が多くを占めます。

その意味は明確にはわかっていませんが、ある動物実験ではレム睡眠を抑制すると生まれた仔《こ》の多動性、過剰な不安感、注意散漫、睡眠障害を誘発し、性的なパフォーマンス低下と大脳皮質のサイズの縮小があったと報告されています。

別の動物実験でも母親の睡眠不足や生活リズムの乱れが胎仔の脳の発

育や全般的な発達を抑制することがわかっています（Nováková M, 2010 および Pardo GVE, 2016 および Warland J, 2018 および Lavonius M, 2020）。

図12は、九州大学の諸隈誠一教授の胎児の眼球運動を観察する研究で明らかになった、脳幹部に強い障害をもつ胎児の超日リズムとしてのレム睡眠とノンレム睡眠の周期の異常です。これは今後の研究によっては胎児期の超日リズムの形成度合いを推測できる画期的な研究です。

図12の上段が正常例、下段が異常例です。黒い◆のついた線が上に伸びているのがレム睡眠、低いところがノンレム睡眠です。正常例ではレム睡眠がはっきりとあらわれ、しかもレムとノンレムの表出がクリアで周期を示すことがみてとれます。リズムにメリハリがあるのです。ところが一方の、脳幹部に障害のある胎児では、そもそもレムと呼べる睡眠が目立って出現しておらず、したがって両者の規則性もみられません。

概日リズム睡眠障害と発達障害

睡眠と人間の脳の働きは密接に関係していて、成長過程の赤ちゃんの脳の発達と睡眠はその究極の関係ともいえます。もし、発達途上の赤ちゃんがよく眠れない状態にあるとしたら、脳機能の連携は成人以上に阻害されることになります。具体的には次のような状態としてあらわれます。

- 活動性の低下あるいは多動。
- 言葉の発達の遅れ。
- 突然の乱暴。
- 集団行動が苦手。
- 朝起きられない。
- 日中の不機嫌。
- コミュニケーションの問題がある。
- のちに発達障害、ASD、ADHD、学習障害などと診断されることが多い。

胎児期からの超日リズムの形成が不十分ということは、概日リズムが発達する際の基盤が弱いということです。これを、家を建てるときにたとえると、頑丈なコンクリートの土台の上に建てるのではなく、もろくて崩れやすい土の上に建てるようなものです。できあがった家それ自体が不安定で脆弱《ぜいじゃく》なものになります。

記憶に残る4人の赤ちゃん

小児科医として五十数年を過ごしてきましたが、小児神経科を専門にしていたにもかかわらず、25年前までは発達障害と睡眠に関係があるなどと考えたこともありませんでした。

ただ思い返してみると、1970年代にすでに東京大学医学部附属病院分院の小児科長を務めた小児神経学の鈴木昌樹氏が「微細脳損傷症候群」と呼んで紹介した子どもの状態が、現代の発達障害と呼ばれる子どもの状態に相当すると考えられ、慧眼《けいがん》です。

脳の働きは胎児期に創られ始めます。そして生後は、その組織をさらに発展させて、様々な困難に立ち向かい、人生を有意義に送るための脳を組織していくことが赤ちゃんには課せられます。脳は自然に創られ、はぐくまれていきますが、それ以上に、守らなければならないものです。脳を創り、育て、そして守るために不可欠なのが赤ちゃんの眠りであることは疑いの余地がありません。

次の第4章と第5章では、新生児期と乳児期にあらわれる具体的な睡眠の症状をお話ししようと思います。それに先立ち、第3章の最後に、69頁で紹介した調査に参加してくださった方々のうち、特に記憶に残っている4つの症例を紹介します（100頁の図13）。

4つの症例は、意図的に選別したというより私が診察にあたった自閉症児のほぼすべてに共通した乳幼児期の睡眠状態です。どちらかというとイライラ型に該当します。特に症例4の発達経過を追ってみると、新生児期から、眠らない、機嫌が悪くよく泣く、睡眠時間が短いという問題があり、保育園や幼稚園といった最初の社会生活から非常に適応しにくい問題が生じていることがわかります。

図13　4つの症例

症例1　1歳8カ月の女児、自閉症スペクトラム、知的障害ありと診断

胎児期、新生児期の状態は不明。一度出始めた言葉が1歳を過ぎたころから消失し、顕著な多動。深夜1～2時に眠りにつき、朝は6時半に起床（中途覚醒3～4回）。1日の総睡眠時間が6時間未満と極端に短く、昼寝もまったくしない。日中はとにかく動き回る生活。

症例2　2歳7カ月の男児、自閉症疑い

妊娠分娩に問題なし。ただ母親の生活リズムはかなり不規則だった。誕生直後から睡眠・覚醒リズムが落ち着かないと母親は感じていた。何時間もかけて眠らせるが、すぐ目を覚ます状態。1歳過ぎの発育は非常に良好で、単語もいくつか出ていたし、歩行開始は1歳前で、視線は合い、機嫌も悪くない。眠るときだけ不機嫌であった。睡眠記録は乱れていてリズム形成不良。2歳を過ぎて保育園に入園すると、子ども同士のトラブル、パニックが多いために園から勧められて2歳7カ月で受診し、自閉傾向を指摘される。

症例3　2歳11カ月の男児、自閉症

新生児期からあまり寝ない子だった。睡眠・覚醒リズムが形成されず、1～2歳時点でも4～6時間で覚醒してしまう状態。つま先歩きをする傾向があったが、はいはいは普通で歩行開始も1歳で正常。言葉の発達は1歳時に単語数個が出ていたが、その後、言葉の数は増えない。2歳11カ月時、睡眠・覚醒リズムの乱れと睡眠時間の短さ、発達の遅れを心配して来院。

症例4　8歳6カ月の男児、自閉症

新生児期は泣いて起きてまた泣く生活。2歳ごろまでぐっすり寝る印象がなく、日中の機嫌も悪く、いつも泣いていた。視線が合わず、自閉傾向の指摘あり。3～4歳時は少しまとまって眠るが、昼間はよく泣く。3歳で幼稚園に入園するが、朝起きられず無理に起こして連れて行く状態。日中は眠気により不機嫌だった。小学校入学時は睡眠相後退傾向が強く、起床は昼過ぎ。教師から朝起こすように指導されたが授業中に眠気が強く、不機嫌でときに暴れることもあった。

第4章　眠れない赤ちゃん

——生後1カ月まで——

健康な眠りの定義

第4章では新生児期の具体的な症状を取り上げます。

はじめに、健康な眠りの条件を書きます。この眠りは、超日リズムが作りだしています。

1　速やかに寝つく。

2　2〜4時間周期の睡眠・覚醒リズムで生活する。

3　一日の睡眠時間は短くても9時間以上。

加えて、

4　哺乳状態がよく、日中機嫌よく過ごす。

睡眠のトラブルの特徴

生後1カ月未満の新生児にみられる代表的な睡眠問題・睡眠障害は次の5つです。

1　不機嫌で泣いてばかりいる。
2　寝つきの悪さ（60分以上かかってしまう）。
3　睡眠時間が短い（1日の合計が10時間以下）。
4　しょっちゅう目を覚ます（夜3～4回以上目が覚める、または15～60分ごとに目が覚める）。
5　寝てばかりいておとなしい（一度眠ると6～7時間以上眠っている）。

1は睡眠問題に相当し、2～5は睡眠障害の範疇《はんちゅう》に入ります。5つの項目は互いに関係が深いので、2～5の睡眠障害に該当するときは、1が出現する可能性も高くなります。以下、極力重複のないように説明していきましょう。

1　不機嫌で泣いてばかりいる――哺乳と睡眠にも注意が必要――

ヒトの生活は、眠っているか、覚醒して活動しているかの2つで成り立ち、2つは切り離せない極めて密接な関係にあります。不機嫌さと泣きは覚醒中の状態を示すもので睡眠の問題とはいえません。ただ睡眠と深く関係する生活リズムの問題のあらわれとしておさえておきたい状態です。

新生児の極端な泣きは、1980年代から少しずつ注目され始めていました。はっきりとした原因は不明ですが、著しい泣きは、「睡眠」と「哺乳」との抱き合わせで論じられることが多いようです（Schmitt BD, 1985 および St James-Roberts I, 1991）。つまり泣きには、これらの問題が同時に認められやすいということです。ここで言う哺乳の問題とはミルクの飲みが悪いことです。

さらに泣き、睡眠、哺乳に関する症状は、将来的な認知機能の発達にマイナスの影響があるという報告も増えてきています。泣きにはもちろん、身体上に痛みなどの不具合が生じているといった器質的な背景も考慮する必要はありますが、それはむしろ少ないと考えられています（Hiscock H, 2006）。赤ちゃんに尋ねても答えてはくれないので、不機嫌さの理由は誰にもわかりません。そのため推論の域をでませんが、私なりに考えた理由を2つの背景から探ることにします。

（1）出生時に経験する劇的な変化による「不安感」

赤ちゃんは、温かくて暗い羊水に守られた環境からいきなり刺激の多い不安定な世界にだされます。何より身体に触れるものの質感が違います。この環境のギャップが赤ちゃんに不安感をもたらす可能性もあるかなという程度です。ただ、母親の情緒の不安定さと、新生児期の過剰な泣きは関係すると指摘する研究者もいるので、新生児といえども母親から伝わる不安を感じとる力があると考える方がよいでしょう。

（2）体内時計の形成に問題？

栄養不足や、胎生30週に満たない早産を含めた何らかの理由により超日リズムの形成に問題があると、超日リズム周期が出現しない、あるいは非常に不規則な超日リズムが出現することがあります。超日リズムの働きがちぐはぐだと、睡眠・覚醒リズムが一定せず不安定です。眠気があるのに眠れないなど、表現が難しい不快感があらわれると想像されます。赤ちゃんはその不快感を、泣くことや不機嫌さであらわしているのかもしれません。

新生児期の不機嫌さと泣きの多さには何かしら意味があり、発達との関連が示唆されていることから、継続した注意観察が必要です。

これ以降、2から5は睡眠障害と位置づけられる症状です。

実は新生児期の睡眠トラブルを見極める方法として、もっともわかりやすいのが「規則的な超日リズムの有無を確認する」ことです。そして超日リズムが不規則、あるいは不明確なときによくあらわれるのが、2から4の反応性過剰型（以下、イライラ型）と、5の反応性低下型（以下、無関心型）です。

2 寝つきの悪さ

なかなか眠りにつかない状態です。眠るまでに60分以上かかる場合、寝つき不眠・就眠困難と呼ばれる睡眠障害と判断されます。原因には次の2つが考えられます。

(1) レム睡眠との関係

新生児の眠りはまずレム睡眠から始まります。レム睡眠はどちらかというと浅く、覚醒の準備のための眠りですから、わずかな刺激で目が覚める状態で入眠することになります。これが寝つきの悪さのもとになる可能性があります。

（2）超日リズム形成が不完全

超日リズムの形成が不完全なケースです。その場合、眠気がしっかりとないままで眠ろうとする、要は眠りのタイミングが合わない状態が起こります。逆に、眠いけれども眠れないこともあります。

3　睡眠時間が短い

健常発達の場合、新生児の1日の総睡眠時間は12～16時間程度です。これに対して、一日の睡眠時間が8～9時間に満たないなど極端に短いケースです。赤ちゃんによっては成人並みに短いこともあり、多くは不機嫌さや泣きの多さ、寝つきの悪さが並行してあらわれます。器質的な問題を見極めることは必要ですが、原因は超日リズム形成の悪さか、原因不明の強い不安感にあると考えられます。部分的（局所的）なものか、全体的なものか

図14　夜泣きや夜間の中途覚醒のしくみ

夜間授乳による寝かしつけは誤学習を招く。
自力で寝つく力を学習させよう。

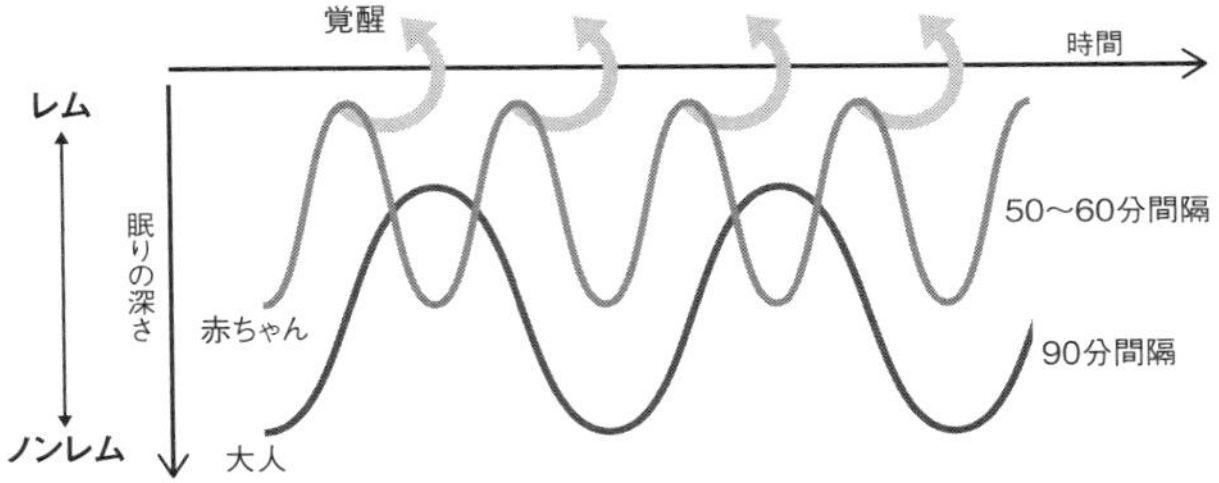

出典：子どもの睡眠と発達医療センター（現：子どものリハビリテーション・睡眠・発達医療センター）豊浦麻記子氏作成

は断定できませんが、脳の興奮性の高さが関係しているのかもしれません。

4　しょっちゅう目を覚ます

眠っているときに、15分前後から1時間程度の短い間隔でしばしば睡眠が中断されるこのタイプは、医学的には「頻回の中途覚醒」といいます。

2の寝つきの悪さもそうでしたが、この障害の背景にはやはりレム睡眠が関係しています。新生児がひんぱんに目覚めるのは、浅いレム睡眠から深いノンレム睡眠に速やかに移行できず、レム睡眠から覚醒状態に戻るためといわれています。さらに新生児は20～30分の短い周期でレム睡眠が出現するので、うつらうつらした状態にとどまれずに目覚めてしまうとも考えられます。結果的に、レム睡眠の時間が削られます（図14）。

レム睡眠は脳の神経細胞の情報網を創る大切な時間です（Li W, 2017）。この時間が削られると脳がうまく発達しない可能性がでてきます。自閉症など発達障害児の約半数が、新生児期にイライラ型の睡眠パターンを経験しています（Miike T, 2020）。

5　寝てばかりいておとなしい

反応性低下型（無関心型）のことです。イライラ型と違って昼も夜も手がかからず楽ですが、この睡眠の状態もまた少し心配です。原因として、超日リズムが出現していないか、形成不良である可能性が挙げられます。自閉症の睡眠の特徴の1つですが、私たちの研究ではイライラ型ほど影響はないという結果がでています。ただ、次項で述べるように、その後、イライラ型に近い睡眠に移行するタイプもあるので経過観察をしておく方がよいでしょう。

イライラ型化する？　無関心型

私は十数年ほど前から、ＡＳＤと診断された子どもの保護者への聞き取りで、「新生児期から本当に寝ない子で、自分も眠れずに疲れ果てた」という話をしばしば耳にしていました（イライラ型）。一方で、これとはまったく逆の「新生児期から一度寝ると眠りが持続してほとんど手がかからない子でした」という話も聞かれました（無関心型）。

従来の研究では、自閉症児の睡眠の共通項として、入眠困難、頻回の中途覚醒、回数は少なくても60分以上の長い中途覚醒、睡眠時間の不規則性、１日の総睡眠時間の短さなどが報告されてきましたが、新生児期からこれらの睡眠障害が起こることについては注目されてきませんでした。しかし調査や治療の経験から、私は自閉症およびＡＳＤ児の睡眠障害は新生児期にすでに始まっているという確信に近い感触を得ていました。

この仮説を検証するために実施したのが66頁で紹介した２０１６年の大規模調査と、その４年前に実施した予備調査です。この大規模調査の結果と少し異なり、予備調査ではイライラ型と無関心型を示す子どもがそれぞれ半数ずついることが判明していました。

では彼らはその後、どのような経過をたどったのでしょうか。

まず、自閉症およびASD児によくみられるイライラ型は、成長したあとでもしばしば残ります（Goldman SE, 2012）。睡眠不足が慢性化したり、不規則な生活リズムが定着しやすいケースでは、後に学校社会リズムに同調できない生活のしづらさがあらわれやすくなります。

一方の、残りの無関心型は、その後の経過でほぼ正常の睡眠・覚醒リズムを形成するケースが多いことが私の研究でわかりました。ただし気になる点もありました。一部の赤ちゃんで、乳児期から1歳ごろにイライラ型に変化することがあったのです。ひんぱんに目が覚める状態を伴う不眠タイプか、不規則な生活リズムのタイプです。3歳ごろに一旦や落ち着きを示しても、9歳ごろに再び問題が起きるという周期性がみられたり、昼夜が逆転したりするケースもありました。

この点について、私は新生児期の超日リズムが不完全か未熟だと、生後2カ月ごろからの概日リズム形成にあたって、イライラ型か無関心型のどちらにも転ぶような不安定さが起こるのではないかと考えています。現時点でいえることは、新生児期からイライラ型を呈しても、最初は無関心型で途中からイライラ型に変化しても、イライラ型が出現した場合は発達上のリスクを招きやすい、ということです。ですから万が一、イライラ型が出現したなら、入念に経過を観察して適切な時期に治療を開始することが望ましいです。

睡眠障害イコール発達障害ではない

ここまで新生児期の睡眠の問題について述べました。第4章の最後に誤解のないように大切なお話をしておきます。

それは、本書で解説する睡眠問題や睡眠障害の特徴は、その後の発達においてすべて発達障害につながるものではない、ということです。

睡眠障害の特徴を紹介する中で何度か具体的な診断名が登場していますが、これは発達障害児には新生児期の超日リズムに問題がでる頻度が高いという意味であって、その逆、つまり超日リズムが明確でない赤ちゃんすべてがＡＳＤを発症するわけではありません。

ですから特定の個人に厳しい目を向けることがあってはならないと強く考えています。

ここ数年で新生児期の睡眠・覚醒リズムに課題のある赤ちゃんの検討や治療は大きく進

歩し、国内外で報告される基礎研究・臨床研究の論文数も飛躍的に増えました。つぎつぎと新しい知見が生まれてきています。その一方で、詳細の解明は未《いま》だ途上にあり、正確で信頼できる情報も完全に出揃《でそろ》ったわけではありません。

ただ、長年継続してきた臨床経験・研究の結果からは、新生児期のイライラ型の睡眠障害はＡＳＤの発症と関係が深く、超日リズムが明確に出現しない新生児はその後の概日リズム形成が難しく、発達に問題が生じやすいことが判明しているのも事実（Miike T, 2020）なので、持続的な観測を行って予防に努めながら赤ちゃんの健康を守ることが大切です。

第5章　眠るタイミングがつかめない赤ちゃん

――生後1カ月から2歳まで――

眠れない赤ちゃんたちの相談例

赤ちゃん・子どもの睡眠のトラブルを専門にする睡眠センターを開設してみると、当初想定していたよりもずっと多くの保護者がわが子の睡眠の悩みを抱えており、中でも「赤ちゃんがよく眠ってくれない」という不安をもっていることがわかりました。悩みの多くは、寝つきが悪い（なかなか入眠できない）、睡眠が細切れである（睡眠中に何度も目が覚めてしまい、まとまった睡眠がとれない睡眠の断片化）、短眠（1日の中で眠っている時間が短い）、不機嫌でずっと泣いてばかりいる、というものでした。第4章で紹介したイライラ型です。

これらは、世界各国で報告されている小児睡眠研究の結果とまったく同じです。加えていうなら、赤ちゃんがアレルギー疾患をもつ場合や、母親に疲労困憊の様子がみられる場合も注意が必要です。母親の疲労困憊とは、母親が睡眠不足で疲れ果てる、うつ状態になるなどです。赤ちゃんの睡眠の問題が養育者の心身に影響を与えているからです（Meltzer LJ, 2007）。逆に、母親の睡眠・覚醒リズムが乳幼児の睡眠問題に関連することも報告されています（Morales-Muñoz I, 2019）。いずれにしても、乳幼児期の睡眠問題の診察時には、

図15　眠れない赤ちゃんたちの相談例（年齢と状態は受診時のもの）

月齢	状態	相談内容
生後40日	不機嫌と短眠	夜は午前0時まで眠らず、ベッドに下ろすと泣いてしまい、抱いていないと眠れない状態。1日の総睡眠時間はこの時期としては少し短めの10時間。
生後2カ月	入眠困難と短眠	生後1カ月を過ぎたころから眠気は来るようだが眠れず苦しんでいる。寝かしつけを工夫しているが、なかなか眠りに導けず、1日の睡眠時間は8時間とれるかどうか。（補足：この赤ちゃんの問題は、新生児期を過ぎたころからよく眠れず、1日中ほとんど寝ていてもおかしくないこの時期に成人に近い8時間程度しか総睡眠時間がないところにある）
生後3カ月（男児）	不機嫌と泣き、不眠	新生児期から日中ほとんど寝ずに不機嫌で泣いてばかりいる。授乳後5分間ほどしか泣いていない状態がなく、声がかれるまで泣いていたこともある。
1歳2カ月（男児）	頻回の中途覚醒、母親の疲労	夜中に3～5回以上の夜泣きがある。夜泣きのたびに起きる。母親も睡眠不足から体調を崩して悩んでいる。
1歳6カ月（男児）	入眠時間の後退	父親の仕事の関係で毎日の入眠が午前2時前後である。起床は昼。母親も同じ生活を送っている。
2歳4カ月（男児）	持続的な泣きと頻回の中途覚醒、不機嫌	夜間、毎日毎時間、夜泣きをしてぐっすり眠ることがない。連続して眠れる時間は長くて2時間まで。日中は、毎日朝起きたときから機嫌が悪く、ずっと泣いている状態。

子どもだけでなく保護者の睡眠にも気を配る必要があります（Boergers J, 2007）。図15は、私が実際に保護者から受けた相談の内容です。

乳児期の特徴

新生児期が終わると、赤ちゃんの生活リズムは急速に概日リズム生活に移行し始めます。私の研究では、乳幼児の心と身体がバランスよく健康に育つための眠りには3つの条件があることがわかっています（三池輝久、2015年）。

① 夜の眠りは夜7時から朝7時までの間にとること。

② 睡眠時間は夜中に頻回に目が覚めることなく持続して9～11時間（平均10時間程度）確保できること。

③ 入眠時間と起床時間がほぼ一定で、毎日前後30分（1時間）程度のばらつきに抑えられること。

傍線を引いたように、もっとも重要なポイントは①です。これから長い期間かかわりをもつ学校社会生活に適応するためには、朝6～7時起床が重要かつ必須であることから第一の条件に設定しました。

②の望ましい睡眠時間は66頁で紹介した膨大な調査データが教えてくれた結果に基づいて算出しています。③は、平日と休日の入眠・起床時間に90分以上のばらつきがあると情緒不安定や自律神経症状が起こるという研究結果を基にしています。私の最近の研究では、夜10時以降の入眠および平日の起床が朝8時を過ぎる乳幼児は、朝7時までに起床する乳幼児と比べて、将来、発達障害と診断されるリスクが10～30倍ほど跳ね上がることが判明しています。

現在、小児医学界では、子どもの睡眠障害の明確な診断基準は設けられていないのが現状です。そのため私は、過去30年の小児睡眠研究の結果から、先の3つの条件から1つでも外れるケースを睡眠障害と位置づけて治療に役立てています（Maeda T. 2019 および Miike T. 2020）。これに加えて日中の不機嫌や泣きの有無が、睡眠異常をみつける貴重な手がかりとなります。

ところで赤ちゃんの睡眠のトラブルには、その程度や状態に違いがあります。そこで本書では、睡眠問題（sleep problem）と睡眠障害（sleep disorder）という2つの言葉を用いて区別し、次のように定義することにしました。

●睡眠問題
睡眠そのものの異常さを示すものではなく、睡眠の状態が悪いために起こりやすい問題。例えば、起床後の不機嫌、日中のぐずりや泣き、機嫌の悪さ、コリックと呼ばれる夕方の泣きや不機嫌、夜の睡眠と昼寝の配分の悪さなど。日常的な夜泣きも睡眠問題に含まれる。ただし、夜泣きは頻度や期間の長さ、対応によってはしばしば睡眠障害に結びつくので注意が必要。

●睡眠障害
睡眠の状態がとても悪く、将来、心身の発達に悪影響を及ぼす可能性があると判断される、または懸念される状態。例えば、眠りにつくのが困難で寝つく時間が明らかに遅い、睡眠時間が短すぎる、睡眠が全体的に途切れやすい（断片的）、睡眠・覚醒リズムが一定しないなど。「睡眠問題」と異なり、体内時計の形成上のトラブルが推察されるためすぐにでも治療を開始することが望ましい。睡眠障害の判断基準は、１１８頁に記載した、心身がバランスよく育つための眠りの条件を満たすか否かによる。

赤ちゃんの睡眠障害は早期にでるほど深刻

赤ちゃんについて考えるとき、成人と違って「発達する」という点を念頭に置く必要があります。睡眠それ自体についても「発達する」ことを考慮しなければなりません。

赤ちゃんの問題は、これまで解明されていないことも多かったので、ひんぱんに目を覚ましたり機嫌が悪くて泣いたりしても「赤ちゃんは泣くのが仕事。赤ちゃんとはそういうものだ」と受け流す小児科医もいて、その状況は今も変わりはないのかもしれません。

しかし、小児の睡眠に興味をもち始め、臨床研究を進めれば進めるほど「これは大変な事態だ」と思わせられる症例にいくつも直面してきました。

「定型発達の流れと大きく違った赤ちゃんにおいては、脳機能の発達に影響を与える睡眠問題や睡眠障害がある。中でも睡眠障害は早期にでるほど深刻な影響を与える」

このことを私たち小児科医、保護者、保育者など、子どもの養育にかかわるすべての人たちは常に考えておかなければならなくなったのです。乳児期では次のような中心的な症状があらわれます。

1 不機嫌で泣いてばかりいる（1日3時間以上、週に3日、3週以上の持続）。
2 寝つきの悪さ、入眠困難（60分以上かかってしまう）。
3 しょっちゅう目を覚ます（3回以上）、または中途覚醒時間が1時間以上などと長い。
4 睡眠時間が短い（9時間以下）。
5 寝てばかりいておとなしい（12時間以上）。

基本的には新生児期と類似点が多く、胎児期から連続した体内時計の問題が背景にあります。

次に、右の5項目とは対応させませんが、乳児期にみられる9つの症状を紹介します。1から4までが睡眠問題、5から9までが睡眠障害に該当します。

睡眠問題

1　不機嫌で泣いてばかりいる　臍疝痛（コリック）

臍疝痛は「さいせんつう」と読み、臍《へそ》のあたりが痛むということです。生後2週ごろ〜3カ月ごろに、昼から夕方にかけて機嫌の悪そうな泣きが持続して起こります。生後4カ月ごろまでに収まることが多いので治療を必要としません。ただ、一度泣き始めるとすぐには泣きやまないので、養育者は大きな苦労を強いられます。原因を特定した研究報告は現時点でもありませんが、概日リズムの変化、中枢神経系の未熟性、腸内細菌叢《さいきんそう》（細菌の分布状態）の変化などが指摘されています（Ismail J, Nallasamy K, 2017）。

臍疝痛は、「夕暮れ泣き」とか「黄昏《たそがれ》泣き」などと呼ばれ、世界的にみられる現象です。かつては十二指腸が激しく痙攣《けいれん》するために起こるという説もあったことから、激しい腹痛を意味するコリック（日本では「臍疝痛」）と呼ばれていました。

最近、再びこの説を裏づけるような研究報告が多数発表されています。生後数週間の新生児、乳児の腸内細菌を調べた研究報告です。それらによると、コリックを示す赤ちゃんと示さない赤ちゃんを比較すると異なる細菌叢がみられたといいます（de Weerth C, 2013）。

胎児の腸内は無菌状態ですが、誕生するとすぐに母親や周囲の環境、ペット、母乳、ミルクなど、様々なところから菌は入ってきます。赤ちゃんの腸内細菌はしだいに増加していくものですが、コリックを起こす赤ちゃんではその増加が少なかったそうです。また、ガス発生や炎症を起こしやすい細菌が、コリックを起こす赤ちゃんでは、起こさない赤ちゃんよりも多くみられたという報告もあります。この細菌の分布の違いがコリックの有無と関係があるというので、文字通り臍疝痛という名前が当てはまりそうです。

ただ、腸内細菌が原因だとしたらなぜその時間が夕方に集中するのか？という疑問が残ります。細菌叢に関しては多数報告されているので今後の研究を待ちたいと思いますが、右の説は現時点での1つの説というところです。

他に伝統的な説として、母親が台所に立つ時間に泣き始めることが多いことから、母親の姿がみえないことへの不安感によるともいわれています。ただ臍疝痛は、赤ちゃんの

20～25％以上にみられる現象ともいわれていて（Hiscock H, 2006 および de Weerth C, 2013）、世界中どの国の赤ちゃんも通る道であることから、私個人は情緒的な解釈よりも夕方のこの時間帯の体内時計の働きに伴う生理的な現象と考える方が理にかなっているように思います。

臍疝痛が始まる生後2週と、ほぼ終息する生後3～4カ月という時期が、メラトニン分泌、体温調節、睡眠・覚醒リズムなどの概日リズムが出現し、体内時計が超日リズムから概日リズムに変化する時期とほぼ一致するからです。生体リズムが不安定な時期であるために、リズムの不調和が起こっているのでは？と疑っています。全身の体内時計の統率が行われる「はざま」で起こる現象といったところでしょうか。実際、コリックのある子どもとそうでない子どもとでは、メラトニン分泌リズムの発達に違いがあるという報告もあります（Ince T, 2018）。

先に述べた腸内細菌叢の説についても、宿主の体内時計でコントロールされる、腸の概日リズムによっても制御されていることが明らかになってきました。腸の動きは食事の時間によっても変化します。そのため体内時計が不完全で、不規則な状態のときには当然、腸内細菌叢にも変化が起きやすいというわけです(Voigt RM, 2016)。

体内時計の調和は免疫機能にも関係していますから、体内時計の形成が落ち着くまでの全身機構の未熟性とコリックの出現には関係があるのかもしれません。こうした理由により、臍疝痛を睡眠問題の1つとして加えることにしました。

2 夜泣き、あるいは夜中に頻回に目を覚ます

前述したように、夜泣きは多くの赤ちゃんに起こる現象です。ここでは夜泣きの原因が、痛みやかゆみなど、病的なものでない場合について述べます。

夜泣きが始まる時期は、早い場合で3~4カ月、一般には5~6カ月ごろで、終了は1歳半~2歳ごろです。これまで夜泣きは誰にでも起こり得る成長過程の現象としてとらえられてきました。そのため小児科医の間で真剣に議論されることはありませんでした。

夜泣きの背景説は様々です。寒暖に伴う寝苦しさによるものから、日中の運動不足や刺激、興奮による夢など。しかし決定的な説はなく、原因を明示した報告もありません。医学的な問題として扱われていないのでしょう。ただし、すやすやと眠っているという健康

的な眠りとはほど遠い状態ですから、睡眠という観点でみると小児科医としてはとても気がかりです。

私は夜泣きの背景でも、基本的には「体内時計と生活リズムのタイミングの悪さ」を疑っています。「はじめに」で紹介した海外旅行で起こる時差ぼけに近い状態です。新生児期から乳児期にかけて視交叉上核の中枢時計が成熟して、全身の末梢時計を統御する過程で生じるゆがみです（先述のコリックと似たメカニズムです）。

夜泣きにいたるほどの不快感は、発達上避けて通れない道で、しかたのないことなのかもしれません。しかし対処法を間違うとあとでもっと大きな問題を招く恐れがあるのでこの章の終わりに改めて検証したいと思います。

3　持続泣き（Persistent crying）

（1）特徴

持続泣きは昼夜を問わずいつも泣いているような状況をイメージしてください（Wolke D. 2002）。医学的な定義では、1日に3時間以上の不機嫌なぐずりや泣きが持続し、それが週に3日以上、3週以上にわたってみられる状態とされていますが、この定義にこだわる必要はないと思います。

まずは、身体の不調を見逃すわけにはいきません。身体の湿疹《しっしん》や口腔内のできものといった不快感のもととなる原因はないでしょうか。肌着を脱がせて丁寧に全身をみてあげてください。よく泣く赤ちゃんの5〜10％弱に身体上の不調があるといわれています。

次に、新生児期のところでも紹介しましたが（103頁）、持続泣きではしばしば睡眠障害と哺乳障害が併存します（Hemmi MH, 2011）。その場合、後々、落ち着きのなさ、多動、衝動性などの行動上の問題との関連が心配されるという報告もあります。たとえばASDの子どもが乳児期によく泣いていたことが知られています。持続泣きのあった赤ちゃんの19％が、8〜10歳の時点で注意欠陥・多動性障害（ADHD）と診断される状態だったという報告もあります（Wolke D, 2002）。

臍疝痛との関係ははっきりしませんが、これも体内時計と生活リズムのずれが原因で起こっているのかもしれません。睡眠問題に該当しますが、しばしば睡眠障害と併存し、発達との関係も深いので気をつけておいてください。

（2）過剰な泣きは母親のせいではない

ところで赤ちゃんが過剰に泣く場合、親子関係に影響がでることがあります。特に母親には過剰な負担がかかります。お母さん自身も自分の健康をいたわってあげてください。例えば不安感が強くあらわれていないかなど、パートナーにチェックしてもらうのもいいでしょう。赤ちゃんがお母さんの心の状態を敏感に感じとっていることもあります。

機嫌が悪く、泣いてばかりいる赤ちゃんをもつ父親の中には、その原因を母親の育て方の悪さに求める人がいます（Cook F, 2017）。私の診療でも「君の育て方が悪い」という言葉が父親からでたり、「眠れず苦労しているのに少しも手伝ってくれない」と不満を訴える母親がいたりして、赤ちゃんを介して夫婦間にひびが入る様子がしばしば見受けられます。

泣いてばかりで落ち着かない子どもに対して、経験の少ない父親の中には「怒り」が強くなることがあり、うつ状態があらわれるという研究報告があります。赤ちゃんの過剰な泣きは家族の関係や健康に悪影響を与え、泣いている乳児の世話は保護者の疲労につながり、ついには虐待に発展する可能性があると注意を喚起する報告もあるのです（Botha E, 2019）。私が診察したある家族では、あまりにも赤ちゃんが泣きつづけるために、実家の祖母が不眠となり、その後「うつ」になったというケースもありました。しかし一方では、子どもの泣き声に敏感で耐えられず、すぐに対応してしまう保護者が子どもの泣きの頻度を増加させ、睡眠障害をもたらす危険性があるという指摘（Sadeh A, 2016）もあるので、「自己なだめ」はこのような保護者に必要な知識といえるでしょう。

１９９８年にArmstrong KLらが行った調査（乳幼児48名、コントロール50名、生後5～19カ月の観察）では、子どもの睡眠障害は妊娠中の母親の睡眠パターンや情緒的状態の影響を受けるとした上で、３回以上の頻回の覚醒、日中に眠らない、夜のぐずりなどのある赤ちゃんでは「母親のうつ」（Halal CS, 2020）「夫婦間の不和」「子どもへの虐待」が起こりやすいことが判明しています。さらに赤ちゃんの睡眠パターンと家族の反応は関連し合っていて、赤ちゃんに睡眠の問題があると家族の睡眠問題にまで発展することもわかっています。

（3）過剰な泣きと虐待

赤ちゃんが泣くと虐待につながるリスクが高いといいます（Li T, 2018 および Richey L, 2020）。アメリカでは「揺さぶられ症候群」などの虐待は男の子に多いといいます。理由として、泣くときの呼気量の違いに伴う泣き声の響き方、見た目の問題・先入観（例えば男子は泣くものではないなどの感情からくる）があるとする報告もあります。揺さぶられ症候群は泣きやまない子どもの両肩を保護者が摑《つか》んで子どもを前後に強く揺さぶる行為により、脳内出血などが生じる虐待の1つとして知られています。

保護者の皆さんが睡眠不足で疲れ果てているところに、子どもに泣かれると苛立《いらだ》つことや、疲れることがわかっています。怒りも増幅してきます。心ならずも子どもに手を上げることも起こり得るでしょう。

こうした状況をふまえると、子どもの過剰な泣きに対して保護者をとがめるのではなく、過剰な泣きそのものに対策を立てることが、小児科医を中心とした保育関係者の役割であろうと思うのです。「なぜ泣かなければならないのか」を観察し、理解した上で、生活リズム改善を図るなどの有効な手立てを講じ、医学的な視座で子どもと保護者の両方に手を差し伸べることが、完璧ではないとしても虐待を止める着実な道ではないでしょうか。

子どもの生活が安定すると保護者の生活も安定して情緒的にも落ち着くものです。保護者に子どもの泣きについての正しい知識をもってもらうことで、過剰な反応をしないように感情をコントロールする試みもあり、効果が得られているといいます（Cala Cala LF, 2020）。長くなりましたが、この持続泣きも心配な睡眠問題の1つです。

4　アレルギー性疾患

アレルギー性疾患は睡眠のトラブルを伴いがちなので、ここに挙げることにしました。例えばアトピー性皮膚炎では、皮膚のかゆみに加えて睡眠阻害物質である内的炎症性物質IL-6などが血液中に増加するので夜中に何度も目が覚め、睡眠の断片化が起こりやすくなります（Kelsay K, 2006）。目が覚めるほどでなくても、かゆみのためにいつも全身を掻《か》きむしる様子が観察されることもしばしばです。ですからアレルギーの治療をどうするかだけでなく睡眠の状態にも目を向けることが大切です。翌朝の目覚めが悪い、機嫌が悪い、日中の不規則な眠りがある、よく泣いている場合は睡眠にも注意を払いましょう。

年齢が少し上がりますが、気管支喘息《ぜんそく》やアレルギー性鼻炎などの症状がひどい子どももも十分な睡眠時間をとることが難しくなります。気管支喘息では夜眠っている間によく発作が起きますし、鼻炎では粘膜が浮腫を起こして腫れ、呼吸がスムーズにできずに眠りが損なわれることは有名です。

特にアレルギー性鼻炎では眠りが妨げられて疲労が残り、慢性的な疲れが出現することもあります。逆に、睡眠が十分でないとアレルギー性疾患が悪化することもあります。アレルギー性疾患を軽減するためにも質のよい睡眠が必要です。アレルギー治療には抗ヒスタミン剤がよく使われますが、最近よく処方される眠気を誘う作用の少ない薬よりも、昔から使われている眠気の副作用のある薬の方がよく効くという患者さんは多いです。

医学的には、夜間に十分な睡眠がとれていれば、アレルギー性疾患も、日中の活動に関するトラブルも軽減するといわれています。ある皮膚科の医師は、「アトピーに朝型はいない」が口癖です。アトピー性皮膚炎を患う方々が夜型生活を余儀なくされていることがうかがえる表現です。また後述しますが、歯科口腔科的にも歯並びの悪い子どもにアレルギー性鼻炎が多いという指摘もあります。

ここまで、睡眠障害といえないまでも、睡眠と深く関連する、あるいは睡眠障害に伴って起こる「睡眠問題」について解説してきました。これから紹介する5つの症状は「睡眠障害」にあたります。

睡眠障害

5　夜中にひんぱんに目を覚ます（睡眠の断片化）

夜中にひんぱんに目を覚まし、睡眠が細切れになる「睡眠の断片化（fragmentation）」は、私の臨床経験ではかなり心配な状態です。新生児期と同様に、眠りの深さが浅いレム睡眠のときに眠りの状態にとどまることができないために起こります。そしてその多くは夜泣き対応の不適切さと、先天的な素質が原因です。

睡眠の断片化は、母親の気分や感情をかなり損ねます。母子関係によい影響を与えず、心ならずも発作的な怒りから子どもに暴力的な行動を起こす危険性も指摘されているので、母子関係悪化の観点からも注視が必要です（Teti DM, 2016）。

非常に不思議で、またとても残念なことに、小児期の睡眠の断片化に関する信頼に足る論文はほとんど見当たりません。

私の追跡調査の結果では、睡眠の断片化はかなり大きな問題で楽観視できないものです。眠りの質を著しく低下させ、結果的に睡眠欠乏と同じ状態を作ります。それにより脳の働きのバランスを崩す可能性があるので早期の改善が必要です（Bonnet MH, 2003）。

特に1歳を過ぎても夜間に3回以上覚醒するようなときは、治療も視野に解決を図りましょう。投薬治療のデメリットよりも睡眠欠乏が脳に与える影響を重くみるべきです。

わが国では、夜一度眠りにつくと朝まで目覚めずに眠れるようになるのは、早い子どもでは4～5カ月から、一般には1歳です。ただその後も1、2回程度の短い時間（数分）の中途覚醒は定型発達の範囲に入りますが、新生児でも、少なくとも2～4時間程度は持続して眠ることができるので、30分ごと、あるいは1、2時間ごとに目を覚ます中途覚醒は問題と認識する必要があります。

6 夜中に長時間目が覚める（睡眠持続障害）

睡眠の断片化と「睡眠持続障害」と呼ばれる睡眠障害の1つです（Yavuz-Kodat E, 2020）。睡眠の断片化と異なり、一度目が覚めると1時間以上も眠らない状態です。中には睡眠時間が十分でないのに、一度目が覚めると朝まで起きつづける赤ちゃんもいます。

睡眠が長時間分断されると、睡眠時間が不足します。生活のリズムも安定しません。このタイプでは昼間の機嫌や発達の進捗に留意してください。特に日中の様子はどうでしょうか。不機嫌だったり泣いたりすることが多く、発達指数が境界領域かやや低い場合は、脳機能の発達が抑制されている恐れがあります。その時点で発達に目立った問題がなくても、安心せず新生児のときの様子や詳しい発達の状況を把握しておく必要があります。

なぜなら体内時計にずれや混乱が生じてあらわれた睡眠障害は、すぐに心身の症状がでなくてもあとになって少しずつ問題が起きることが多いからです。繰り返しますが、睡眠持続障害は発達障害の子どもがもつ睡眠障害の特徴の1つです（Krakowiak P, 2008）。専門医の治療を必要とします。

7　寝つきの悪さ（専門的には「入眠困難」）

（1）特徴

「寝つき不眠」「入眠不眠（Sleep onset insomnia）」という言葉の使用は、小児科領域では２０００年代から始まりました（Smits MG, 2001）。医学的には乳幼児を含む子どもたちを対象に「入眠困難」「入眠障害」または「睡眠相後退症候群」という表現が用いられています。「不眠」とは必要に応じて入眠や睡眠の持続が困難な状態です。この入眠困難は、なかなか入眠できませんが、一度入眠すると睡眠は持続します。

治療に際してメラトニンを用いると症状が改善するので（Smits MG, 2001 および van Geijlswijk IM, 2011）、背景にはやはり生活リズムのずれに伴う体内時計のずれがあると考えます（Bijlenga D, 2019）。一番の心配は、この状態が将来のＡＤＨＤなどと関連する可能性が高く、ＡＤＨＤを含むＡＳＤ児に共通して認められることです。

ここで少しＡＤＨＤについて補足します。

乳幼児期の睡眠の問題とＡＤＨＤの関連を述べた論文数は、この３年間でゆうに４５０

以上に及びます。それほどまでにADHDの睡眠に関心が集まってきています。

各報告を整理すると、ADHDに共通する睡眠は、①入眠時間のずれ（入眠困難・寝つき不眠）、②頻回の中途覚醒、または長時間の覚醒、③1日8時間以下の短い睡眠、④よく泣く子（持続的な泣き）です。報告では、①から③の睡眠障害のある乳幼児の20〜25％がのちにADHDと診断されています（Thumstöme M, 2002 および Wolke D, 2002）。

このように、ADHDの子どもには高頻度で概日リズムに異常があり、関連性が強く指摘されています（Coogan AN, 2016, 2017）。またこれらの睡眠問題に加えて、睡眠中の多動を指摘する報告があります（Cortese S, 2006）。

（2）原因は家族の夜ふかしが多い

入眠困難が要注意な睡眠障害であることがおわかりいただけたかと思います。

その原因ですが、1995年ごろ、私は乳児の寝つき不眠の一部が保護者の生活リズムと連動していることに気がつきました。きっかけとなったのは宮崎県北西部のある町での乳児健診です。健診に際して、すべての乳児と保護者にボランティアで2週間の睡眠記録表を書いていただいたときのことです。寝つく時間が遅い乳児では母親の入眠時間も遅く、乳児と母親の生活リズムがピタリと見事に一致していたのです。さらにこの現象は、家族の生活リズムの立て直しによってきれいに改善することもわかりました。

それから5年ほど経《た》ったとき、私は生後5カ月の女の子が毎晩午前2時過ぎに眠っている睡眠記録表をみてやはりびっくりした記憶があります。夜遅くまで働く父親の帰りを母親は赤ちゃんと一緒に待っていました。その時点で臨床的な問題はありませんでしたが、赤ちゃんの将来を心配した私は家族全員で生活リズムを見直すように説明して協力を求めました。この家族では父親が転職をし、夜9時までに家族全員で眠る努力をされました。その結果、1歳半の時点で見事に夜9時から朝7時まで眠る生活リズムを取り戻すことができました。

2012年から2014年にかけて実施した「アートチャイルドケア調査（現在も持続中）」では、夜11時以降、夜0時以降に眠る習慣のある乳児が少なからず存在し、赤ちゃんの寝つき不眠が決して珍しい現象ではないことが判明しています。2017年に実施された、京都府木津川市における1～6歳の乳幼児の調査でも、午後10時以降に入眠する習慣のある子どもは約30％に及ぶことがわかりました。興味深いのは、保護者は子どもの10時以降の入眠に対する問題意識がほとんどなかったことです（小西行郎、２０１９年）。

乳幼児期の寝つき不眠は、体内時計と生活リズムの不調和によって起こる睡眠障害です。寝ようとする時間に体内時計の準備が整っておらず、眠ることができないのです。時間が経つと眠れるし、睡眠も持続するので不眠とはいえない、という解釈です。ですが後に発達上の問題を招く原因となり、将来的にも情緒的な問題や病気に対する抵抗力を弱める免疫機能の問題を招きやすくします。

１１８頁で乳児期の健全な眠りの３条件を書きましたが、睡眠はただ眠りさえすればよいというものではなく、適切な時間帯でなければならないというルールがあるのです。

（３）問題は朝起きられなくなること

最近、私が診察した5歳の女の子の話をしましょう。彼女は日常的に午前3〜4時にならないと眠れないという状況に陥っていました。9時とか10時に寝かしつけようとしても眠れないのです。そして彼女もまた、マイペースな生活を送っていて、この時点で体調不良を抱えているわけではありませんでした。しかし、朝、10～11時に起こされて、ほぼ眠った状態で保護者の車で登園し、そのまま眠ったあと、午後1～2時に目が覚めるとみんなと遊ぶ生活でした。学校社会生活の最初でつまずくのを座視するわけにはいきません。直ちに治療を開始しました。治療の結果、女の子は、朝7時までに10時間ほど眠る生活を取り戻して、2020年に小学1年生となり、コロナによる休校明けの6月から毎日元気に朝から登校しています。

寝つき不眠の最大の問題は起床時間が遅くなることです。遅寝・遅起きの生活習慣です。1日の生活リズムが遅い方へずれると、体内時計もずれます。

実は、乳幼児の生活の時間帯が後ろにずれても、遅れて登園するといった問題はありますが、マイペースに自由な生活ができるなら目立った問題は起こらず、体調もほぼ変わりません。生活リズムと体内時計が「一緒にずれるという同調」を起こすからです。問題は、就学を機に、学校社会生活というかなり厳格に設計された生活リズムに、そのずれた個人の生体リズムを無理やり合わせなければならないことです。

身体の中では異変がじわじわと蓄積して、結果的に大変な苦労を強いられます。合致させる作業の途中で無理が生じて、生体リズムの何もかもがバラバラになることもあります（図16）。散漫な注意力、低下するエネルギー産生、極度の疲れやすさなどの症状が起こり、登園、登校どころか1日を過ごすだけで精一杯です（Van der Heijden KB, 2005）。

（4）睡眠相後退症候群と自律神経の乱れ

少し長くなりますが、もう少しだけ解説をつづけさせてください。入眠が困難になると覚醒も困難になると書きました。これを専門的な用語で睡眠相後退症候群と呼びます。入眠困難と覚醒困難が慢性的につづく睡眠障害です。

この睡眠障害では夕方になると頭がすっきりとして調子が上がり、明け方近くに入眠することになります。一方で、学校や社会の活動開始時間である朝7時ごろには眠りが深くてまったく起きられません。学校社会に適した時間帯に眠り、起きる。このことが困難な状態です。

睡眠相後退症候群になると、生活リズムが周囲と合わないだけでなく、生命維持装置としての脳の視床下部機能に総合的な問題を抱えます。休養と活動の振幅（メリハリ）が低

図16　体内時計が作る健康な生活

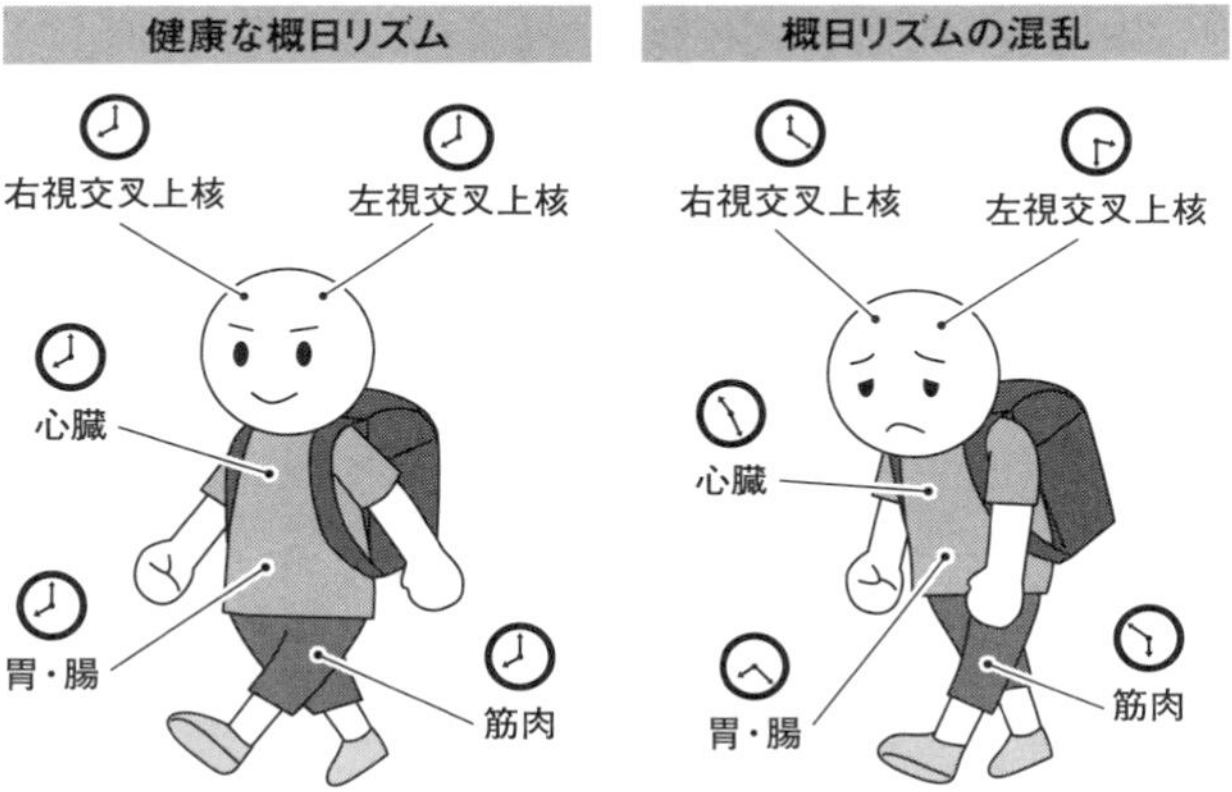

下する、いわば生命力の低下ともとれる現象があらわれてきます。それが睡眠相後退症候群の小学生から高校生までの健康状態を調べたときに主訴としてみえてきた、朝の吐き気、気分の悪さ、頭痛・腹痛、めまいなどの自律神経失調症の症状です。

実は、この自律神経症状はより深刻な症状の発症を知らせる警報です。放置しておくと、目にみえない体温調節、ホルモン分泌、エネルギー産生、免疫機能、協調運動、脳機能バランス維持などの不調和と機能低下を起こし、全身のだるさや無気力などたとえようのない不調としてあらわれます。この睡眠相後退症候群こそが「不登校」の原因背景として世界で注目されているのです（Tomoda A, 1994およびSivertsen B, 2013およびHochadel J, 2014およびHysing M, 2015）。

このような体内時計と学校社会生活リズムの不一致を、乳児期という人生のスタート地点で起こさせてはいけません。寝つきが悪いと感じたら、すぐに家族全員で早寝早起きの生活を実践しましょう。素質もありますが、寝つき不眠は家族の生活（環境的要因）が影響する可能性大の睡眠障害です。

8 睡眠時間が短い

いわゆる短眠です。短眠が長期化すると、情緒的、身体的、社会的な健康に問題を生じやすいといわれています（Chaput JP, 2017）。1日の睡眠時間の短さは主に自閉症をはじめとするASDで認められ（Humphreys JS, 2014）、様々な精神運動発達障害（運動機能発達の遅れを伴う知的障害、精神遅滞）でみられます。乳児期から幼児期の早期に1日の総睡眠時間が9時間を下回るときは短眠に相当します。

短眠に関するまとまった研究は今のところ見当たりません。そのため科学的根拠に基づく結論は断言できませんが、臨床経験から脳の興奮性につながるイメージがあります。私としては脳の部分的・持続的な興奮性の存在を考えています。

9　入眠時間・起床時間が日によってバラバラである

国内外でこれに関する報告は少なく、医学の教科書にも掲載されていません。しかし、日によって入眠・起床時間にばらつきがある睡眠障害は特に情緒面での注意が必要です。元聖徳大学短期大学部保育科の鈴木みゆき氏が行った幼児期の睡眠調査では、まとまりのない生活習慣をもつ子どもほど問題行動が多いという結果がでています。問題行動とは情緒的、認知的な問題（落ち着かない、パニックになりやすい、形の認識の遅れなど）です。

私たちの調査でも集中力の散漫、落ち着きのなさ、自律神経機能低下との関連が深いことがわかっています。もう少し年齢が高くなった子どもでは、平日と休日の起床時間の差が90分以上あると自律神経症状がでやすくなります。また、子どもでは90分以上、成人では１２０分以上の差が生じると「社会的時差ぼけ」発症リスクが高いと判断されます。入眠・起床、朝食の時間の、平日と休日の誤差が60分以内で収まるような生活リズムを送りましょう。特に起床時間がバラバラなのはいけません。

ここまで乳児期の睡眠問題・睡眠障害について書いてきました。改めて9項目を掲載します。

睡眠問題

1　不機嫌で泣いてばかりいる　臍疝痛（コリック）。

2　夜泣きなどで夜中に頻回に目を覚ます。

3　持続泣き（Persistent crying）。

4　アレルギー性疾患。

睡眠障害

5　夜中にひんぱんに目を覚ます（睡眠の断片化）。

6　夜中に長時間目が覚める（睡眠持続障害）。

7　寝つきの悪さ（専門的には「入眠困難」）。

8　睡眠時間が短い。
9　入眠時間・起床時間が日によってバラバラである。

夜泣きは放置してはいけない

第5章の最後に、5の夜間の中途覚醒と関連する「夜泣き」について解説します。

夜泣きの対処法について、一概に「放置してよい」とはいえず、かといって「何らかの策を講じろ（具体的には添い乳）」という極論をもちだすことも適切ではないでしょう。

夜泣きが起きたときはまず、赤ちゃんの様子を観察してください。赤ちゃんはしっかりと覚醒していますか。それとも、うつらうつらしているでしょうか。もし後者なら、ちょっと泣いたからといってすぐに授乳する必要はありません。夜泣きが始まる生後4カ月過ぎは、すでに夜間授乳が必要のない時期にあたります。さらに、本来8時間程度は持続して眠ることができる体内時計が身についている時期でもあります（Henderson JM, 2011 および Paul IM, 2016）。

肩や胸のあたりをとんとんと軽く叩《たた》いて入眠をうながすのが適切です。赤ちゃんが泣いても極力手をださず、辛くても静観することが大切です。赤ちゃんの泣き声が辛ければ、強力な耳栓を用いてアイマスクをして眠るイメージです。この対応で赤ちゃんが自分で自分をなだめて再度眠りに戻る習慣（自己なだめ）を身につけるよう手伝うのです。結果的に夜間断乳と同じですが、米国では若干ソフトなcry it outという、いわゆるネントレが知られているようです。

保護者も夜にしっかりと休むことで、心身の健康が安定し、育児に専念できます。夜泣きがおさまるまで10〜14日かかったという保護者の話も聞きますが、夜間断乳の時期にもよるので、たいていは3〜5日で解決します。数日間、パートナーと添い寝を代わる方法も有効です。

フランス人の睡眠教育

夜泣き対応の参考になる一冊の書籍があります。２０１４年に翻訳版が出版された『フランスの子どもは夜泣きをしない』（パメラ・ドラッカーマン著、鹿田昌美訳、集英社）です。結婚を機にフランスのパリで暮らすことになったアメリカ人女性が、異文化での日常体験をまとめたこの本には、フランス人の興味深い育児方法が紹介されています。

その1つが睡眠教育です（私はこれを2007年ごろから「眠育」と呼んで講演活動などを行っています）。フランスでは、新生児期の終わりからすでに夜間授乳なしで赤ちゃんが朝まで1人で眠る習慣づけが行われます。その徹底ぶりには、フランスの親が育児の常識として体内時計の知識をもち、たとえ相手が赤ちゃんであってもそれを日常生活の中で実践的に教えるという背景があるようです。

そのため夜中に目が覚めたり夜泣きをしたりして親を求める赤ちゃんを授乳であやそうとせず、「今は眠る時間である」ことを教えるために「ママは夜中ずっと一緒ではない」とはっきりと告げます。赤ちゃんが空腹を感じて泣いたとしても、休息にあたる深夜に食事は必要ないというわけです。その結果、本のタイトルにもあるように、フランスの子どもは夜泣きをしないというのです。この本を読むと、言語や運動といった他の発達領域と比べて、私たち日本人がいかに赤ちゃんの睡眠について深く考えてこなかったか、改めて痛感させられます。

赤ちゃんは地球での生活経験が浅いために眠りをコントロールする体内時計が未完成で、

眠り方についてまだよく知らない。だから親は正しい眠り方を教える。

フランス人のこの考え方は、小児睡眠を長年研究してきた小児科医からみてもかなり高度な知識に基づいたかしこい方法といえるでしょう。赤ちゃんにとって地球上での社会生活が豊かなものになるように、日常生活の送り方を教えていく作業は子育ての基本です。

住宅事情の違いもありますからフランス方式をそっくり真似ることはできませんが、夜間授乳は夜中であるのに「この時間は起きてもいい」あるいは「起きなければならない」と誤った学習をさせてしまう可能性があるのです。フランスと同様に、新生児期が終われば授乳をなくしていくことを推奨する論文がアメリカの小児科専門誌に掲載されています(Paul IM, 2016)。

赤ちゃんに「時間」を教えよう

生後1年半までは、夜1~2回程度目が覚めてもすぐに再入眠できるようなら大きな問題はないと判断して結構です。しかし、生後4~6カ月で、夜中の覚醒が15分~1時間ごとに起こるような、かなり高頻度な場合は夜間授乳を控えてください。断乳に抵抗する赤ちゃんをみて可哀想《かわいそう》、辛いと感じることもあるかもしれませんが、赤ちゃんの心身の健康のための保護者の務めと気持ちを強くもってください。赤ちゃんだけではなく保護者（母親）も眠れず疲れ果てているときは、赤ちゃんの眠りが問題である可能性が高いと考えて対処する必要があると思います。

夜間授乳が親子の愛着形成に必要という説もありますが、この説に科学的根拠はありません。むしろ、頻回の覚醒を助長する行為は、夜中に何度も目覚める体内時計を作り、結果的に、睡眠欠乏から脳機能の発達にゆがみが生じる恐れがあります。私の経験では夜間の頻回の覚醒によって、最初に障害を受けるのはなぜかコミュニケーションに関する脳機能です。愛着どころか子どものコミュニケーション能力そのものが阻害される可能性があります。これでは保護者の思いとは異なる方向に向かってしまいます。

赤ちゃんの脳は未成熟です。全身の時計システムをまとめあげる視交叉上核の働きも完璧ではありません。まだ地球の生活を知らない赤ちゃんに、何時に眠り、何時に起きればよいのか、夜は何をする時間なのか、「1日」という概念を伝えてあげてください。それは言葉を知らない赤ちゃんに、繰り返し語りかけて言語獲得をうながすのと同じことです。

第6章　胎児期から始まる生活習慣病の予防

胎児期から始まる生活習慣病

胎児期に基礎が作られ乳児期の終わりにほぼ完成する体内時計は、生涯にわたってヒトの健康に影響力をもつといわれています。

すでに世界各国の研究者たちの目は、概日リズム形成の原点である超日リズム形成へと向けられています。胎児期における体内時計形成のあり方が将来の概日リズム形成に影響する可能性はいくつも報告されています。このことは、胎児期の健康状態が母親の生活と無関係ではないこと、つまりこれから述べる将来の様々な生活習慣病をはじめとするライフステージにおける健康被害の原点は、胎児期にあるといわざるを得ないでしょう(Gluckman PD, 2004)。

この章を書き進めるにあたり、これまでのおさらいをしながら、157頁の図17に書いた複数の疾患群がなぜ生活習慣病といえるのか、私の考えをまとめておきたいと思います。

生後、2~4時間ごとの超日リズムによる睡眠・覚醒リズムで一日を過ごしていた赤ちゃんは、新生児期が終わると、かなり速いスピードで、夜は睡眠、日中は覚醒・活動という、概日リズム体内時計の形成を進めます。その際、胎児期に作られた各臓器に独立して存在する概日リズムをもつ末梢時計系群を統合する中枢時計が、脳の視交叉上核に形成されていきます。

このとき統合される概日リズムは、新生児期の超日リズムを基盤としていますが、もとはといえば、超日リズムも、全身の細胞・臓器の概日リズムも、体内ですでに作られたものです。当然、母体の影響を強く受けます。赤ちゃんは、胎児期に母親とともに作った自分の固有の超日リズムと、各臓器に散在する概日リズムをもって生まれてくるのです。

そして生後は、実際の日常生活の夜（暗）と昼（明）のリズムを経験することで、概日リズムを1つにまとめる中枢時計を作り上げていきます。その完成時期は1～2歳ごろまでです。このあと、概日リズム中枢時計は次第に固定していくわけですが、硬く固定されるわけではなく少し柔軟性を残しています。ですから、その後の人生での過ごし方が、体内時計をずらしてしまうこともあれば、あるいはずれた体内時計を修復することもできるのです。ただ、ずらすのも、修復するのも、それ相応の時間を要します。注意すべきは、ずれや混乱は、重症化すると修復が困難になることもある、という点です。

第1章でお話ししたように、ヒトは大昔、暗くなったら眠り、明るくなったら起きて活動する生活リズムで生きていくと決めました。現代社会では、正確な24時間の繰り返しで営まれる学校社会生活の時間割を無視した生活を送ることはほぼ不可能です。赤ちゃんの体内時計形成は、この学校社会という生活のリズムに適応できるものでなければなりません。

しかし年齢層に関係なく、夜ふかしや不規則な生活が蔓延し、中枢時計がずれたり揺らいだりして、学校社会との間に様々な程度の時差が起こっています。それによって、全身体内時計の歯車のかみ合わせの狂いや不安定さが生じ始めています。

この状態を、私は「系統的体内時計混乱」と呼んでいます。極めて重大な現代のこの健康被害は、胎児期からの生得的な素質に加えて、日常生活の夜型化（ずれ＝シフト）や不規則性などが原因と考えられることから、「生活習慣病」として理解すべきだと私は考えています。

読者の皆さんには馴染みがないかもしれません。しかし、これから述べる発達障害、不登校・引きこもり、うつなどの系統的体内時計混乱による健康被害はまさしく、私たちの

図17　生活習慣病としての発達障害、不登校・引きこもり

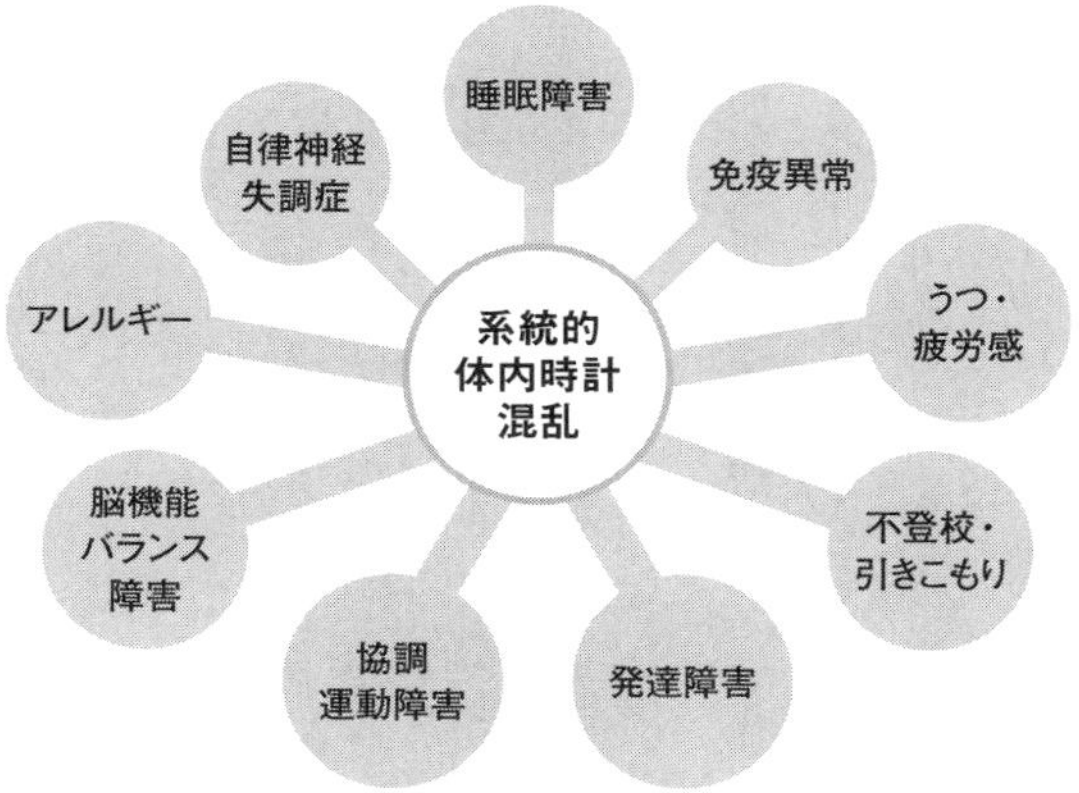

日常生活のありように端を発する生活習慣病といえるのです。

なお老年期にあたる疾患群については動物実験を主体とした研究もあり、ヒトの健康被害に直接当てはめられるかどうか確立されていない情報も含まれています。あくまでも将来の健康被害を予防するための情報であることをお断りしたいと思います。

1　発達障害は系統的体内時計混乱

第3章から第5章で考察したように、健康被害の第一に挙げられるのが発達障害です。

発達障害では、睡眠障害、自律神経失調症、夜尿症、不登校、引きこもり、てんかん、糖

尿病、うつなどがあらわれやすくなります。いうなれば、1人の子どもが複数の診断名を同時に引き受ける「診断名の羅列」が起こります（図17）。

診断名の羅列は、「はじめに」で説明した概日リズム体内時計の異常による生命維持機構への悪影響というメカニズムで起こります。医学的には「概日リズム形成異常による生命維持機能の不調を基本とする全身性の疾患」です。これが「系統的体内時計混乱」ですから、よくいう社会にうまくなじめないという一側面に着目して発達障害を理解しようとするのではなく、全身性の疾患という認識のもとに対応を考える必要があるでしょう。医学的な視点を踏まえた全体像をみることで真の理解を引き寄せるのです。

2　行き渋り・不登校（幼児期〜思春期）と引きこもり（学童期〜青年期）

さらに幼児期以降に起こる疾患の1つに、行き渋りや不登校、引きこもりがあります。幼児期から思春期については拙著『子どもの夜ふかし 脳への脅威』（集英社新書、2014年）や『学校過労死』（診断と治療社、1994年）や『不登校外来』（診断と治療社、2009年）に、学童期から青年期については『「学校」が生きる力を奪う』（22世紀アート、20

20年、Kindle版）に詳述しましたので、本項では不登校から重症の引きこもりに至る道筋を補足的に説明します。

①　不登校・引きこもり生活といった学校に通えないという心身の状態は、基本的に睡眠相後退症候群（137頁、142頁参照）という昼夜逆転傾向の概日リズム睡眠障害を伴う「社会的時差ぼけ」状態として起こる（Tomoda A, 1994 および Sivertsen B, 2013 および Hochadel J, 2014 および Hysing M, 2015）。
↓

②　不登校・引きこもり状態では生命維持機能を担う脳機能低下を伴うために、本人には自分の身体に何が起こっているか自覚できない。
↓

③　自分でもまったく動かすことのできない心と身体を前にして戸惑うばかりの子どもたちは、自らを責める毎日を送る。
↓

④ そこに親からの「何とかしろ」という「責」の言葉と出合うと、自責の念とともに不安が増幅し、あがいてもどうにもならない状況を理解してくれない大人への苛立ちと怒りの感情が芽生えて増幅する。不安と怒りは「同居」しており、互いが刺激しあう状態にある。

⑤ 通常、コミュニケーションの場面では、脳機能が相手の話や表情を読み取りながら解釈して対応するが、体内時計の混乱があるとこの機能が著しく低下するためうまく対応ができずパニック状態となる。自分自身への悲しみ、将来に対する不安・怒り・恐怖が強くなり、学校社会で元気に活動する友だちや社会に対する嫉妬心と怒りが増大する。外にでたいという欲求は増すものの他人の目が気になる。環境や他人への対応の困難さが起こり、対人恐怖感が募って外出がまったくできなくなる。

社会に向けられた怒りが、ときに事件の引き金となる事実があると私は認識しています。こうした事実から目を背けることは、決して彼らの助けにならないでしょう。不登校・引きこもりが心の弱さなどではなく医学生理学的背景によるものである、つまり病態であることを理解した上で社会が適切な援助を行うことが重要だと思うのです。

3　うつ、その他の精神疾患群

睡眠と「うつ」は生涯を通じて相互に関連するといわれていますが（Hasler BP, 2010 および Carpenter JS, 2017）、子どもの睡眠と「うつ」との関連性を調べた研究はほとんどありません。ただこれに近いものとして、私たちの研究では、子どもの体内では、一方では活動を支える自律神経である交感神経機能が起こり、それが休息を支える副交感神経機能を抑制して長期間の不均衡が起こると両方ともに機能が低下し、頑張ることも休息をとることもままならない究極の疲労が起こると解釈しています（Miike T, 2004 および『不登校外来』三池輝久、診断と治療社、２００９年）。

最近、興味深い報告があったので紹介しましょう。1歳半、幼児期、8歳齢時点における睡眠のトラブルと抑うつ症状の関連について前向き調査を行ったところ、1歳半での短い睡眠時間（10時間以下）、夜間のひんぱんの覚醒（3回以上）は、8歳齢時点での抑うつ症状の発症を予測することにつながるという報告です（Sivertsen B, 2020）。前向き調査とは、ある集団について、あらかじめ調査目的を設定して一定期間追跡、比較する調査方法です。この報告は、乳幼児期の早期に適切な睡眠・覚醒リズムを形成することが、将来のうつ発症を予防することを示しています。

多くの精神疾患（心的外傷後ストレス障害、ＡＤＨＤ、双極性障害、大うつ病性障害、アルコール依存症、統合失調症など）では、ストレス度の高いライフイベント（結婚式や葬式）への脆弱《ぜいじやく》性が増強され、そのことが概日リズム体内時計や体内時計に関連する遺伝子にも影響を与えると考えられています。それゆえ精神疾患では、睡眠・覚醒リズム障害、自発運動の変化、異常な内分泌機能といった概日リズム異常を特徴とすると報告されています（Landgraf D, 2014）。また、「時計遺伝子」に変異がある動物モデルを使った研究では、概日時計と精神疾患との関連をさらに支持するデータも提供されているので、こうした研究により、概日リズムと精神疾患の関係は今後さらに明確になっていくと思います。

糖の代謝は、概日リズムによってコントロールされるといわれていて、睡眠不足が数日つづくだけで糖代謝に異常が起こると述べた報告も多数あります（Poggiogalle E, 2018）。

Ⅱ型糖尿病は、血液中のブドウ糖が正常より多くなる病気で、体質の他、生活習慣病としてよく知られています。私たちの研究では、症状として不登校が起こり、概日リズム睡眠障害のある子どもの20％以上に、Ⅱ型糖尿病があらわれることが判明しています（Iwatani N, 1997 および Toyoura M, 2020）。彼らはもともと肥満や高脂血症といった因子のない子どもたちです。血糖値検査をすると睡眠障害に伴う糖尿病が判明し、中にはケトン体の上昇傾向を伴ってみられることもありました。

さて、ここまで述べた内容は私が小児科医として実際に診療にあたり、経験してきたものです。受診いただいた方々の協力により学会や論文で報告してきた論考です。以降に述べる成人の健康被害は、国内外の論文を中心に得られた情報から考察したものであることをご承知いただきたいと思います。

5　肥満・成人代謝病・認知症・がん——予防・治療にメラトニンが有効——

前項に述べた、成人代謝病としてよく知られるⅡ型糖尿病と並んで、現代人の肥満が睡眠不足と関連することはよく知られてきました（Ogilvie RP, Patel SR, 2017）。肥満は、先進国、発展途上国ともに増加しており、30年以内に適切な取り組みが行われないかぎり、大人も、子どもも大多数がオーバーウエイト、または肥満に分類されると警告する論文もあります（Reiter RJ, 2012）。

肥満に加えて、メタボリックシンドローム（内臓肥満に高血圧・高血糖・脂質代謝異常が組み合わさることで、心臓病や脳卒中などがおきやすい病態）を含む関連併存疾患もはるかに重大な問題となっていて、現在の人々の肥満傾向が予測どおりに続く場合、医療システムは対処できなくなる可能性がでてくると心配されています（Reiter RJ, 2012）。この、肥満が生じる背景には、概日リズムのずれによって促進される脂肪組織に始まる全身性の軽度の炎症があることがわかったのです（Kolbe I, Oster H, 2019）。

現代社会のライフスタイルや、仕事のスケジュール、食事のパターン、学校社会時間と個人の生活時間のずれ（社会的ジェットラグ）などの生活習慣に伴う概日リズムの乱れが、代謝の恒常性に深刻な影響を及ぼし、全身体内時計リズムが慢性的にかみあわない状態により代謝機能障害が生じて（Qian J, Scheer FAJL, 2016）、肥満、代謝性疾患、心血管疾患、糖尿病、およびがんのリスクを高めていると警告されているのです（Bae SA, 2019）。

また、既述のように、概日リズムは24時間にわたってヒトの心拍数、血圧、心臓の収縮性、代謝、遺伝子およびたんぱく質の量のリズムを調整しています。この概日リズムがシフト勤務や睡眠障害によって乱れることが、心血管疾患のリスクを高めるという報告があります（Khaper N, 2018）。

次に認知症関連の情報です。

認知症の一種であるアルツハイマー病（ＡＤ：Alzheimer's disease）は、脳が萎縮していく病気です。世界におけるＡＤの有病率は、２０１５年に罹患《りかん》した４６８０万人から２０５０年には１億３１５０万人に増加すると予想されています。

ＡＤ型認知症では睡眠障害がひんぱんに発生し、患者と介護者に大きな影響を与え早期施設入所の主な因子になるといわれています。睡眠障害とは夜間睡眠の断片化、夜間睡眠時間の減少、日中の昼寝、睡眠・覚醒サイクルの逆転です（Peter-Derex L, 2015）。これらは神経変性の進行過程を加速させる、つまり睡眠障害が認知症を悪化させるということです（Vanderheyden WM, 2018）。

２０１９年に発表された論文では、睡眠不足と概日リズムの混乱が相互に作用してＡＤの発症リスクを上げる可能性があると示唆されました（Wu H, 2019）。

睡眠障害がＡＤの将来的なリスクの増加と関連していることはほぼ確定しています。それは、睡眠障害がＡＤをもたらす要因となる／またはＡＤのリスクを上げる働きがあると考えられているのです（Lucey BP, 2020）。認知機能の問題は睡眠障害と非常に深く関連していることを示すと考えていいでしょう。ＡＤはなぜこれほどまでに増加するのか。夜ふかしによって眠りを削る世界の現代人生活をみると納得できる気がするのです。

一方で、睡眠を補助する薬を使ってしっかりと眠りを保障することがこうした神経変性疾患を予防し、あるいは進行を遅らせることにつながるといわれています。例えばメラトニンと高照度光治療*が有望ということです。ＡＤを含む神経変性疾患ではメラトニンの減少が報告されているので、メラトニンは理にかなった治療法の１つでしょう（Chen D,

2020)。さらにメラトニンは有効な治療薬であることが確認され、ＡＤ発症の予防薬として効果的だという報告もでてきました（Vincent B, 2018)。

こうした知識があればＡＤ予防や治療を早期に始められるかもしれません。ですが、できれば若いときからご自身の生活リズムを大切にしてください。睡眠時間を無謀に削るとか、不規則な生活をつづけないように気をつけてください。

ところで、赤ちゃんの体内時計の話がどうして老人の問題であるはずの認知症に及ぶのでしょうか。実は、小児期であっても睡眠障害が起こると認知機能に問題が生じることがわかっているのです（Jan JE, 2010 および Miike T, 2004)。これは私の臨床経験でも実感できることです。

がんについてはどうでしょうか。

概日リズムの混乱は細胞分裂とがんの発達にも大きな影響を及ぼします。逆に、細胞群の悪性への変化は、概日リズムの混乱を引き起こします（Shostak A, 2017)。特に *hper2* と呼ばれる時計遺伝子の異常は、概日リズムの混乱を起こしてがんの発症リスクを上げると指摘されています（Gotoh, T, 2014)。すなわち、こうした悪性腫瘍に対しても、日ごろか

図18　健全な概日リズム形成のために適切な時期の取り組みが必要

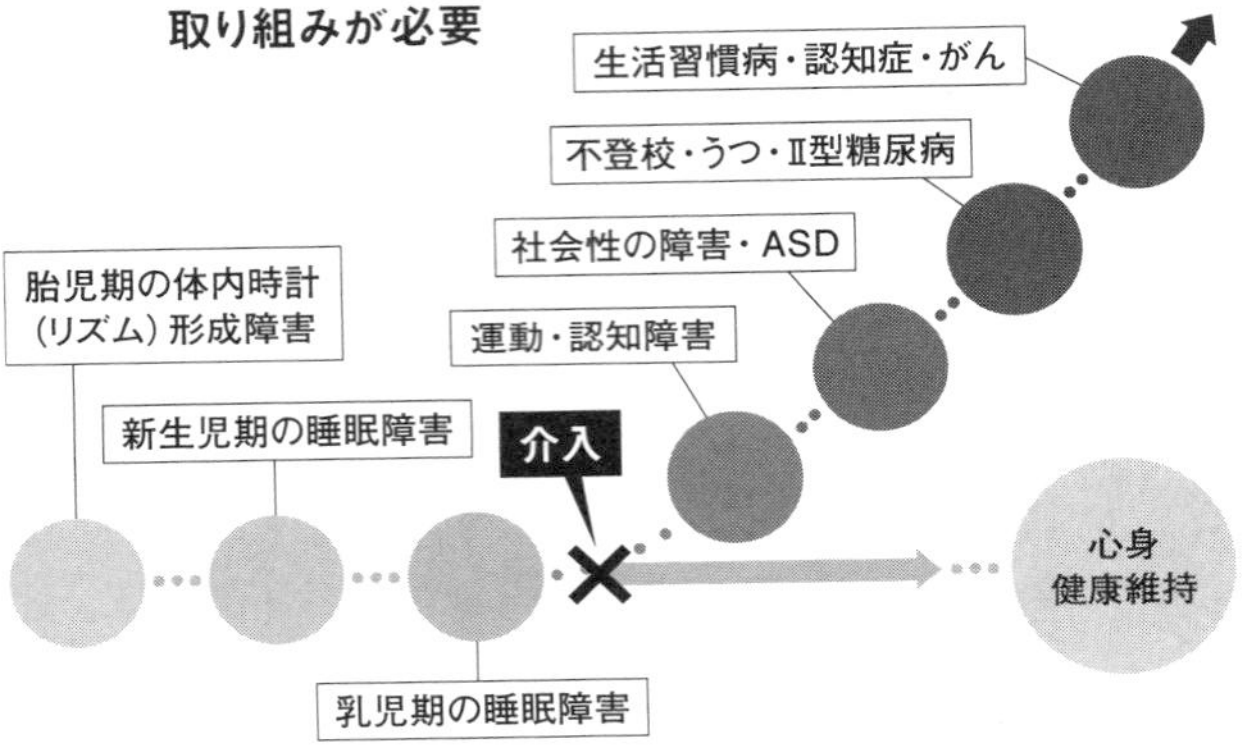

出典：小西行郎、三池輝久が作成

らしっかりと眠りの時間を確保して生活リズムを整えることが大きな治療・予防になるということです（Wang Y, 2011 および Cheng AY, 2015）。

ただ現状では、外科的な治療を受けた方たちに不眠症やせん妄などの概日リズム障害を示す症状があらわれているにもかかわらず、それに関する手当てが考慮されていないのも事実です。外科的ストレスが末梢時計や内因性ホルモンに影響を与える可能性は、今後の治療にとって大きな情報となるのではないでしょうか（Azama T, 2007）。

動物実験の結果ですが、時計遺伝子を壊したマウスを作るとがんが発生しやすいことが判明しています。ヒトではこの遺伝子が壊れてなくなることはないので、動物実験のようなことにはならないでしょう。しかし、私たちの研究による観察では、概日リズム睡眠障害のある子どもの血液中（リンパ球）の*hper2*遺伝子を測定すると、そのピーク時間が通常と大きくずれていました。このずれはやはり気になります。私が、睡眠障害とがんに関連性があるなんて単なる研究者の言い分だろうという楽観視で終わってしまうことを心配する理由は、このような情報によるのです（Takimoto M, 2005）。

どのような年齢であれ、概日リズムが乱れることは脳機能だけでなく身体各所に様々な負の影響を及ぼします。さらに時を経ても影響をもたらすと示唆されています。しかし、素質が作られたらそれで体内時計が完全に固定してしまうのではありません。日ごろの生活によって素質は修正できます。

なぜそう考えるのか。

それは次の第7章で書くように、日々更新される世界各国からの報告が、睡眠・覚醒リズムの修正により将来の健康被害を予防できたり、発病を遅らせたり、改善できたりすることさえ可能であることを示しているからです（図18）。

＊高照度光治療とは、朝、身体の中心部の体温が上昇し始める時間を調べてその時間帯に5000〜7000ルクス以上の明るい光を浴びる治療法です。少なくとも1カ月以上の入院が必要で、入院が難しいときは市販の2500ルクス程度の光治療器を使用します。

第7章　治療　正しい眠り方を教える

――体内時計の調和を図る――

それでも親の協力は重要

各章で検証してきたように、睡眠に問題を抱えた子どもの治療を考えるとき、第一に必要なことは生活リズムの調整です。方法としてもっとも安全で理にかなったものです。

具体的には、家族全員が夜8時〜9時までに眠り、赤ちゃんの生活に周期性をもたせます。私はこれを家族療法（家族による生活リズム調整療法）と呼んでいます。多くの保護者が仕事をしながら子育てする中で、生活リズムの変更は非常に困難を伴います。とりわけ母親には過剰な負担と責任がかかります。追い詰められていく状況は今も昔も大きく変わらないのかもしれません。それでも赤ちゃんの健やかな心身の育成には、親の協力が重要であると私は考えています。

ただ、新生児期から睡眠障害をもつ子どもの場合は、生活リズム改善による家族療法でうまくいかないことがあります。生得的な素質がある、あるいは二次的な問題としてメラトニンの生産性が落ちている。こうした場合には段階的にメラトニンや他の薬剤を用いた治療を行うことがあります。

それでは早速、第1段階から第4段階まで順を追って治療的取り組みを説明しましょう。

第1段階　睡眠記録表を書く

子どもの睡眠の異変に気づいたら、はじめに14日間の睡眠記録表（https://www.min-iku-suishin.org/miniku_log.pdf より印刷可能）を書きます。睡眠記録表は、眠っていた時間と目覚めた時間を14日間記録するものです。大きな問題はないように感じていても、子どもの生活のありようが目でみて確認できるのでぜひやってみてください。年に数回記録する習慣を作っておくといいでしょう。

記録中は、次の7つの項目を意識して観察します。①朝の覚醒時間、②昼寝の時間、③夜の入眠時間、④夜間の中途覚醒の状況、⑤食事の時間、⑥夜間授乳の有無（ある場合は回数も）、⑦日中の機嫌や様子。特に気になったところがあれば、メモを残しておくとあとで便利です。

睡眠記録表は睡眠・覚醒リズムを知る有効なツールです。最後まで記録して目立った問題がなければ現在の生活を継続してください（１０２頁、１１８頁参照）。問題がみつかったら第2段階に進みます。

なお、2020年の夏にスマホを用いた睡眠記録アプリが開発されました（https://sleep-check.jp/）。これはデジタルビジネス・イノベーションセンターのプロジェクトの1つとしてメンバー企業数社とともに開発したものです。手軽に生活リズムが記録・評価できます（現在は小学4年生〜6年生用までで、乳幼児期から小学3年生用については開発中です）。

第2段階　生活リズム改善

（1）方法
第2段階では、早寝早起きを基本とする生活リズムの改善を行います。夕刻になったら部屋全体の照度を落とします。照明の明るさを下げるか、間接照明を用いてもいいでしょう。夜8〜9時には家中の電気を消して家族全員が眠る態勢を整えます。これだけです。たったこれだけですが、毎日継続することは非常に難しいことです。

赤ちゃんを寝かしつけてから家事や仕事をするのではなく、赤ちゃんと一緒に眠るつもりで実践してください。大人は、朝、赤ちゃんよりも先に目が覚めるので、やり残した家事や仕事は朝の時間を活用するなど工夫しましょう。2週間もすれば赤ちゃんに早寝の生活リズムが身についてきます。

夜遅く帰宅する父親を待って赤ちゃんと遊ぶ、風呂に入れる、スマホやパソコンを操作するのは厳禁です。夜9時以降の親子のコミュニケーションは赤ちゃんの脳の発育に極めて有害です。

（2）週に1～2日早く寝る日を作る

生活リズム改善のポイントは「早めに眠る」ことです。これは日常的に睡眠不足を作らないための生活習慣です。しかし、夜ふかしが常態化した時代に、この取り組みに抵抗が大きいのも承知しています。ですが、睡眠不足を少しでも解消しておくことは、脳の働きを守るために絶対に必要です。

そこで生活に取り入れやすいアイデアとして、①休日の朝寝坊（いわゆる寝だめ）、②昼寝の活用、③週に1～2日、夜7～8時など早く寝る日を設ける、があります。

このうちもっとも推奨できないのは、①休日の朝寝坊です。休日の朝寝坊は、体内時計を後ろにずらすため、徐々に朝起きが苦手になっていきます。学校社会生活からの離脱につながる「社会的時差ぼけ」を作る習慣です。②の昼寝は、ごく短い時間のものなら有効です。短くて5分程度、長くても15分で十分です。もっとも副作用が少なく効果的なのが、③の週に1~2日、早く寝る日を設ける、です。睡眠不足が解消できますし、体内時計をずらす心配もありません。子どもを早く寝かせることができなくて自身を責め、苦しんでいる母親にはお勧めの方法です。入眠時間にはむらができますが、夜ふかし型社会に生きながら朝の起床時間だけは一定に守りたい、という窮余の策ですから、現代夜型生活で生き抜くかしこい方法といえるかもしれません。ただし、本来は毎日夜ふかしなどせず早めに眠るのが一番であることは忘れないでください。

第3段階　夜泣き対策と生活リズムの再確認

家族全員で生活改善を行っても赤ちゃんの睡眠・覚醒リズムが改善しないときは、夜泣きの状態を確認してください。夜泣きがあれば夜間だけ断乳を行います。断乳効果があらわれたら、次の項目にそって生活リズムを再確認します。

□夜間睡眠は夜7時から朝7時までの間にとれているか。
□毎夜の入眠時間は一定しているか。
□夜の睡眠時間（9～11時間）は十分に確保できているか。
□毎朝の起床時間は一定しているか。
□朝起きたとき、あるいは日中の機嫌はよいか。
□食欲はあるか。

多くの赤ちゃんが第3段階までで本来の正常な発達を持ち直していきます。

第4段階　それでもうまくいかないときは医療機関への受診を

（1）小児科医受診

第3段階までの策を講じたにもかかわらず、生得的に体内時計に問題があり、睡眠の問題が解決できないと、保護者は努力が報われず、より辛い思いをすることになります。環境的要因ではなく、赤ちゃん自身の生得的に未熟な体内時計によって睡眠・覚醒リズムに問題が起きている可能性が考えられます。

遠慮したり迷ったりせず、医療機関を受診してください。

既述のように、メラトニン治療により入眠時間が早くなると生活リズムの改善に加えて情緒が安定したり（石崎朝世、２００４年）、社会的コミュニケーション障害、社会的離脱、常動的行動などの中核症状が改善すると結論した研究も数多く報告されています（Cortesi F, 2010 および Rossignol DA, 2014 および Tordjman S, 2015）。私たちの臨床経験でも、生活リズムの安定とともに情緒的な安定、自主性の出現、言語発達の促進が目にみえる効果であらわれています（ただし「こだわり」だけは若干残るケースが多いのではないかと感じています）。

（２）歯科・口腔科受診

これまで触れてきませんでしたが、歯科口腔科的な問題が子どもの睡眠にかなり重要な要素をもつことが歯科医から数多く報告されています。

ごく最近の話なのですが、歯列やかみ合わせに不正のある発達障害の子どもにコーンビームＣＴ（ＣＢＣＴ）撮影をすると、極めて高率に鼻閉が、30％に副鼻腔炎がみつかったと報告されています。これは奈良県の北村義久医師との私信ですが、アレルギーの関与も考えられる、鼻閉や副鼻腔炎が呼吸性睡眠障害につながり発達に影響する可能性があるのでは？と考えています。つまりこれらの症状が睡眠時の呼吸機能に影響して、ある種の睡眠時無呼吸に近い睡眠障害が起こっているのではないでしょうか。不正咬合《こうごう》や歯列の矯正で睡眠が改善され、ＡＳＤの症状が改善するという報告があり、現在、私は歯科学の研究者と「眠育」活動を実施しています。いびき、歯ぎしり、不正咬合などに気づいたら歯科口腔科受診も考えておきましょう。

ここまで４段階の対処法を述べてきました。今後は、新生児期の超日リズムに異常があらわれた赤ちゃんに対して、その後出現する概日リズム形成を支援することができれば、学校社会で必要な生活リズムを身につけさせられるかもしれないと私は考えています（ただし概日リズム形成への介入は可能でも、超日リズムそのものが治療で獲得できるかどうかはまだよくわかっていません）。

最後に、私が行った治療例を紹介しましょう。

実際の治療例

症例1　睡眠不足の赤ちゃん（8カ月、男児）

低体重出生。過緊張による哺乳不良がみられた。夜間によく眠れず、かかりつけ医にて安定剤が処方されたがかえって興奮してしまい、奇声、ぐずりなど症状が悪化した。母子ともに疲れ果てて、母親の育児不安が増大したため受診。

この赤ちゃんは、受診時、不安、緊張に伴って睡眠が十分にとれない状態にありました。その状態が増幅して継続し、発達にも遅れがみられたことで母親にも相当な疲労がたまっていました。

不安感が強い状態で安定剤を少量用いると、逆に不安や興奮が増加することがあります。安定剤の量を増やすと落ち着きは示しますが、乳児にはなるべく安定剤を使いたくないという考えもあり、中止することが多くなります。

そこでご家族に、家族全員が早めに電気を消して寝ていただくことを提案しましたが、

図19　症例1　睡眠不足の赤ちゃんの治療改善例

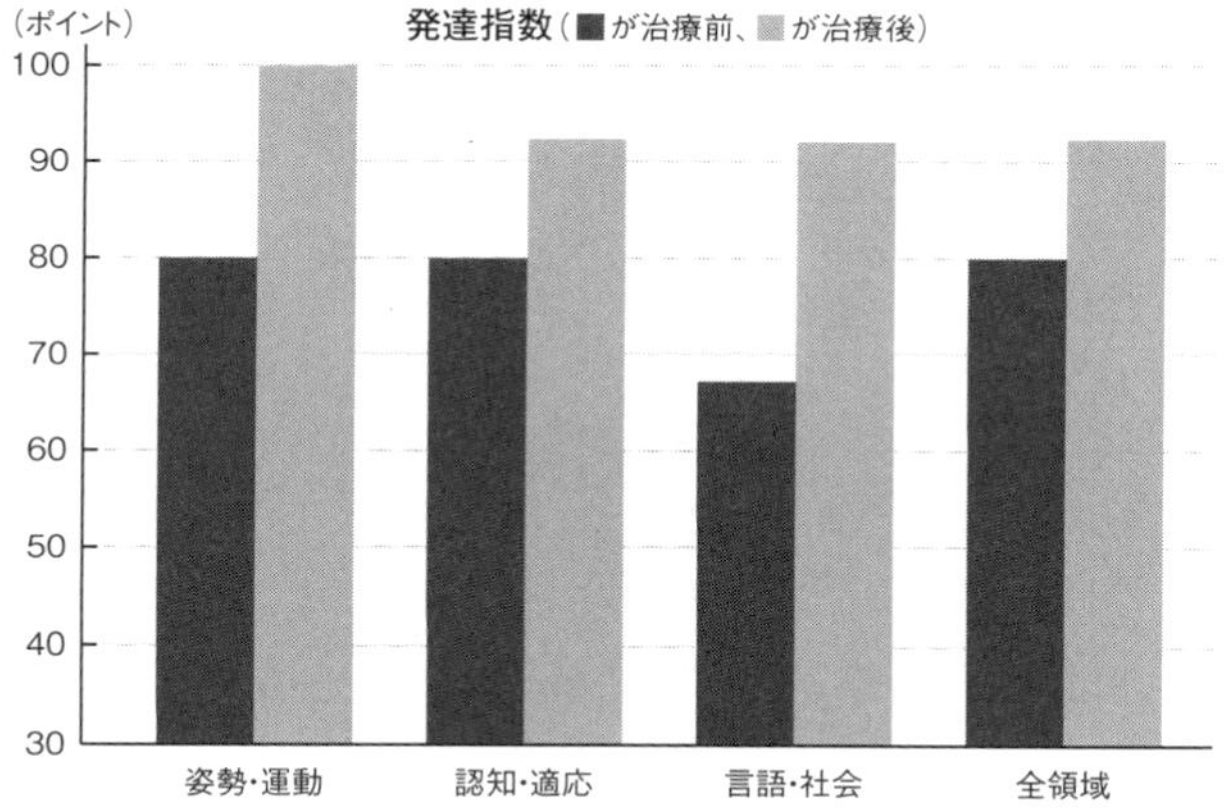

父親の仕事の関係で早い時間に帰宅できないなど時間調整がうまくいかなかったので、やむなくメラトニンなどいくつかの薬剤を使用することにしました。そうした経緯を経ても、最終的に睡眠を基本とする生活リズムを整えることができず、入院治療に至りました。

高照度光治療を行い、約1カ月で昼夜のリズムを整えることに成功しました。2カ月後、身長も体重も正常の伸びを示す曲線を示し始めました。発達指数も新版K式（発達の程度を評価する方法で100ポイント前後が正常値）で各項目の指数が平均で70ポイント（70〜80程度）から20ポイント近く上昇し、100ポイント近く（90〜100）となり、ほぼ正常範囲の発達を示す状態になりました。図19は、左側が治療前、右側が治療後の数値です。

治療前は、夜間の頻回の覚醒によって発達が抑制され、遅れる状態にあったようです。

このように発達に遅れがあるときは、はじめに生活リズムの観察をしておくことが大切です。

症例2　発達指数の改善（1歳3カ月、男児）

妊娠から分娩《ぶんべん》に至る経緯に問題はなく、出生後1カ月、3カ月、6カ月の健診でも問題は指摘されなかった。生後3カ月ごろから入眠時間が夜11時、朝の起床時間が9時ごろになって夜型生活が定着してきた。また夜間の睡眠時に中途覚醒が多く、1〜2時間ごとに目が覚める状態であった。朝目が覚めても午前中は活気がなく不機嫌で、昼から夕方にかけて落ち着きがなくなり夜になると興奮する。母親はこの状態の育児に疲れていた。

症例2は、入眠・起床時間のずれ（夜ふかし）と頻回の中途覚醒です。また中途覚醒による「睡眠の断片化」が起こっています。結果的に睡眠不足やリズムの乱れを誘発します。

さらに問題なのは、午前中の不活発と不機嫌さが継続していることです。昼から夕方にかけて午前中の不活発と不機嫌さの反動がみられ、午前と午後の活動状態の激変は周囲を驚かせます。これは、典型的な生活リズムと体内時計のずれをあらわす症状です。この状態では、近い将来予定されている集団生活への適応が難しくなります。しかしこの家族も父親の仕事の都合で家族全員で早く眠る習慣を実践することが困難でした。

以上のような理由からメラトニン治療に入りました。治療開始から1カ月ほどでリズミカルな生活を取り戻し、3カ月後の診察では、新版K式の評価で約20ポイント改善し、トータルで116という高得点をだして元気に育っています。症例1と同様に20ポイント近く発達指数が改善したことは驚きでした。私が「たかが睡眠」と考えず、小児科医はしっかりと赤ちゃんの睡眠に注意して対処すべきと考え始めたのは、このような症例を20年前に複数例経験したことによります。

睡眠・覚醒リズムが整うと、2つの症例のように発達指数は見違えるほど改善します。症例1では最終的に入院治療を行いましたが、最近では多くの赤ちゃんが家族全員の早寝早起き生活やメラトニン治療で解決の道が開けています。

次に紹介するのは夜間断乳と関係する事例です。

夜間授乳は定期的な覚醒のリズムを作ってしまう

症例3　夜間断乳できなかった例（1歳1カ月、女児）

新生児期はよく眠っていた。生後3～6カ月の眠りは3時間持続で持続性がない。入眠は夜10時。生後9カ月には離乳食を食べなくなる。生後12カ月には、うどんとフォローアップミルク少量、母乳のみ。このころから1～1時間30分眠ると目が覚めるという頻回の覚醒が始まる。覚醒中も機嫌が悪く、公園でも遊びがつづかない。泣きが多く、20分程度の泣きが1日に3～4回あらわれる。

症例3の赤ちゃんは、頻回の中途覚醒と持続した泣きが起こる典型的な睡眠障害です。入眠時間が遅く、時間もばらついており、起床時間も朝9時ごろと遅いため生活リズムのずれもあります。機嫌の悪さや対人コミュニケーションの問題もありました。

図20は治療前の睡眠記録表です。これをみると、夜間の中途覚醒が非常に規則的で、一定

図20　症例3の睡眠記録表（治療前）

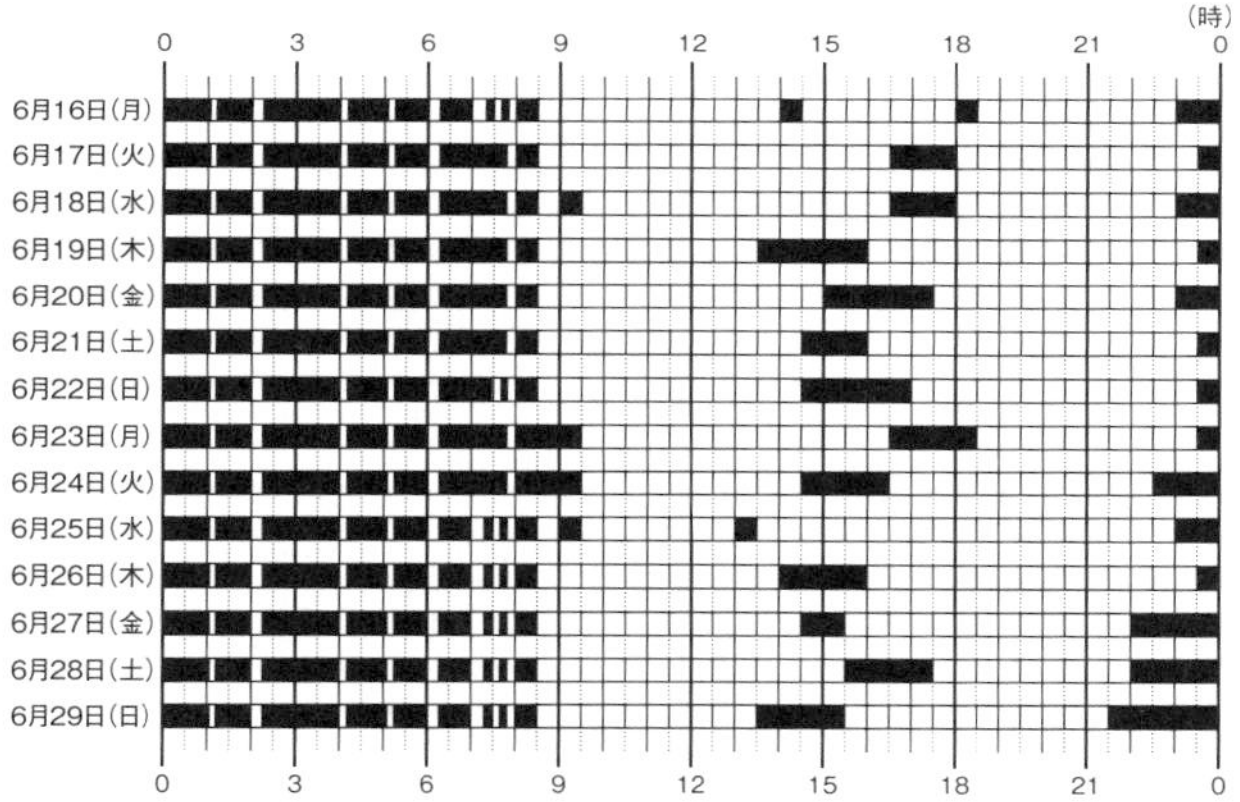

のリズムで繰り返されているのがわかります（0～6時にみられる白い筋）。原因は夜間の授乳でした。授乳を継続した状態でメラトニンをはじめ抗ヒスタミン剤投与などの治療を行いましたが、効果はありませんでした。そのため、夜間だけでも授乳を中止するように保護者に伝えましたがかなわず、最終的に3歳前に発達障害の診断を受けました。

症例4　夜間断乳で中途覚醒が改善した例（1歳3カ月、女児）

新生児期の機嫌は悪くなく、よく眠っていた。生後2～3カ月ごろに昼夜の生活リズムの逆転がみられる。4カ月～1歳ごろ、昼夜

図21　症例4の睡眠記録表（治療前）

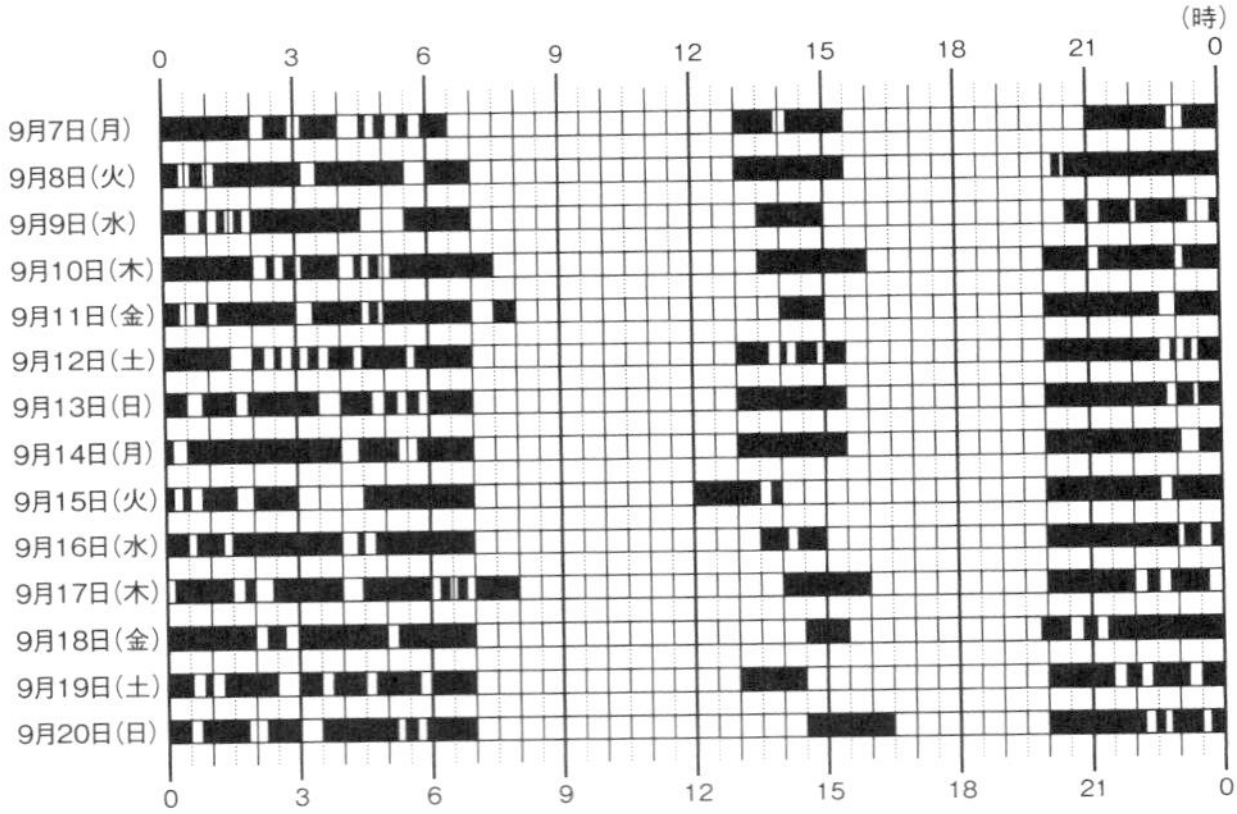

の逆転はないが、6カ月ごろから夜泣きが出現し、目を覚ますことがひんぱんに起こる。眠りについたのでベッドに下ろすとその瞬間に泣く、の繰り返しであった。機嫌良。昼寝は不規則。

抗ヒスタミン剤のみの治療を開始したところ、睡眠リズムは一定したものの、夜中の中途覚醒に変化はみられませんでした。そこで母親に夜間の断乳を提案してトライしてもらったところ、よく眠れるようになりました。図21の睡眠記録表は診察時点のものです。1歳8カ月現在、発達状態は良好で友だちともよく遊んでいます。症例4の赤ちゃんは夜間覚醒時の授乳習慣が中途覚醒をもたらす原因になったと考えられます。思い切った断乳で中途覚醒は消失し、発達も健全で健康に育っています。

メラトニン、その他の処方について

発達障害の治療に副作用がほとんどない（Ninomiya T, 2001 および van Geijlswijk IM, 2011）メラトニンを用いることは理にかなっている（Cortesi F, 2010 および Rossignol DA, 2014 および Tordjman S, 2015 および Malow BA, 2020）としてメラトニンによる治療が世界中で進んでいます。

私は治療における第4段階では、メラトニンを「生活リズム調整剤」と位置づけて重用しています。１９８０年代後半から長く、概日リズム睡眠障害や発達障害の患者さんに、治療の最初にメラトニンを処方してきました（Tomoda A, 1994 および三池輝久、１９９７年および『メラトニン研究最近の進歩』三池輝久・山寺博史監修、星和書店、２００４年）。メラトニンはかなりの量を長期間用いても安全で有効性の高い物質です（Ninomiya T, 2001 および van Geijlswijk IM, 2011）。唯一、フランス食品環境労働衛生安全庁は、自己免疫疾患患者はメラトニンを含むサプリメント服用を避けるよう推奨したと報告しています。

補足すると、私たちの臨床経験では、メラトニン治療は乳児期では効果が得られにくいのに、その後は一転して有効性が上がることが判明しています。恐らく乳児期はメラトニン受容体の形成が十分ではないためでしょう。一方、海外では、新生児期に虚血性脳症や敗血症から子どもを守るために大量のメラトニンが使用される報告が増えています。乳児期の睡眠障害治療にも比較的大量のメラトニンが必要だと思われますが、実際の取り組みには、もう少し臨床研究データの蓄積が必要でしょう。

さらに重症な睡眠障害のある子どもの場合は、メラトニン治療に加えてクロニジン、抗ヒスタミン剤、睡眠剤などを追加して入眠時間の調整を行ったり、さらに中途覚醒が残る場合や、情緒的な問題が残る場合は、リスペリドン、メチルフェニデートなどの薬剤を用いて症状改善にあたることもあります。薬剤治療では、初期段階は最低週1回、安定期でも月1回の診療は欠かせません（『子どもとねむり』三池輝久、メディアイランド、2011年および『子どもの夜ふかし 脳への脅威』2014年）。

乳児期など、メラトニンでも効果が期待できないときは入眠促進および睡眠持続に降圧剤（クロニジン）、抗ヒスタミン剤（睡眠・鎮静作用のある薬剤）を使用することもあります。抗ヒスタミン剤の使用には、日中に眠気が起こり、活動が低下するという懸念から、多くの小児科医が疑問や不安をもっているようです。私は、レスタミンコーワ、アタラックス－Pなど副作用として眠気を示す抗アレルギー剤を好んで用いますが、1日使用量の3分の1程度ですから特段問題に感じる副作用、その他、気になる問題が生じた経験はほとんどありません。また睡眠の断片化には少量のリスパダールがとても有効です。

私は生得的な素質のある赤ちゃんは、薬剤を使用してでも十分に眠る必要があると考えています。特に言葉やコミュニケーション能力に陰りがみられる1歳を過ぎた幼児ではメラトニン処方は躊躇《ちゅうちょ》すべきでないと思っています。投薬に保護者の強い抵抗があることも承知していますが、睡眠障害を改善できずに長引かせる方が高リスクであると判断しています。さらに高照度光治療を追加することもまれにあります。

新生児期からの睡眠のトラブルはその後のすべてを決定するものではありません。しかし問題が明確になったら、可能なら乳幼児期早期に、できれば1歳半ごろまでに、治療を開始するともっとも効果が期待できると考えます。遅くとも3～5歳までに治療を開始すれば、かなり正常に近い発達、そしてQOL（生活の質）の向上が見込めることを述べておきましょう。その後においてもコミュニケーションを中心とした臨床症状の改善や情緒的な安定が得られます。強調したいのは、乳幼児期の睡眠障害はすぐに対処しておくべきであるという点です。

あとがきにかえて――身体のリズムを取り戻すことはできるか――

本書をお読みいただいて、胎児期・新生児期からの体内時計形成に向けた生活リズムの大切さを実感していただけたかと思います。私は長年、生活リズム、睡眠の重要性を伝える取り組みを、睡眠教育（略して「眠育」）として行ってきました。

妊娠中の女性がもし、赤ちゃんの将来の学校社会生活を意識して出産まで過ごしているなら、胎児期からすでに「眠育」が進んでいることになります。保護者の皆さんがもし、睡眠の重要性を赤ちゃんに伝えていただけるなら、「眠育」は出生直後から始められていることになります。

こんにち、赤ちゃんを取り巻く生活環境は、脳を創り、育て、働きを守るために必要な睡眠時間を十分に確保することが難しいものとなってきました。今のままでは、ただでさえ困難の多い時代を生きていかなければならない子どもたちが、もって生まれた能力を活かせないだけでなくより重い苦労を背負いながら生きていくことになります。

赤ちゃんの睡眠の問題は、大人の夜型生活の定着と無関係ではなく、もとはといえば大人の時間との向き合い方の変化に赤ちゃんが巻き込まれたことから始まっているといっても過言ではないでしょう。

赤ちゃんが安心して眠れる当たり前の生活を保障することはできるのでしょうか。私自身は、乳幼児期の睡眠問題、睡眠障害と発達障害との関連性、メラトニン治療をはじめとする睡眠治療の有効性の検証に向けて研究会（日本眠育推進協議会）を立ち上げ、活動をつづけているところです。

現代の若者たちの生活には、私の世代以上に夜ふかし生活が定着しています。この若い世代が親になることを考えるとき、深夜過ぎまで活動する今の生活習慣が、妊娠と同時に早寝早起きの朝型生活に変わることはあり得ないほど困難なことだと認識しています。すでに夜型に形成され、完成した体内時計を一挙に変化させることは難しいからです。

実際、最近の中・高生の生活を調査すると、23時より遅くまで起きている者が大半で、2014年に実施された熊本県のある調査では、平均睡眠時間が6時間以下の割合が6割以上に達していました。朝型の学校社会に適応できるリズムではないことは明らかです。彼らの多くは授業中の居眠りや休日の「寝だめ」で日ごろの睡眠不足を補っています。

こうした事実と、本書で紹介した調査研究の結果を総合して考えると、夜型生活が維持されながら現行の朝型学校社会による活動スケジュールが持続される限り、これから先も発達障害や要経過観察の診断を受ける子どもは増加の一途をたどることは避けられないでしょう。

そうなれば、各家庭の問題という範疇に収まるような簡単なものではなく、社会全体が考えるべき喫緊の課題となります。教育界というより、政府の、行政の課題として取り組まれるべきものとなります。妊娠中の生活行動パターンが胎児に影響を与える可能性を知識としてもつ場合と、そうでない場合とでは、日本の未来は大きく変わるのではないでしょうか。今後の若い世代の心身の健康を守るための取り組みが必要なのです。

その提案の1つとして、妊娠届をだされた女性に交付される「母子健康手帳」での啓発があります。現在、「母子健康手帳」には睡眠に関する記載はほとんど設けられていません。正確にいうと生活リズムに関する記述がありません。妊娠中から出産後までの睡眠・覚醒リズムに関する正しい知識（赤ちゃんの発達過程とともに気をつけたい生活習慣）が手帳に掲載されれば、母親となる女性、その母親を支える人が正しい睡眠の知識を身につけ、妊娠中の女性をいたわりながら赤ちゃんの誕生を待つ社会が実現できるのではないでしょうか。

現代社会の常識は少しずつでも変えることはできるのでしょうか。「睡眠を大切にした上で頑張る」ことがどういうことかを常に考えられる社会を実現することはできるのでしょうか。

何をすれば子どもたちのためになるのでしょうか。

ヒトの生命を守る睡眠より他を優先してきた時代から、赤ちゃんの心と身体を支える脳を守り、生活のあり方と調和させる考え方への転換は、結果的に私たち一人ひとりの心身の健康の基盤を作り、幸福を守ることにつながります。

最終的には、大人の、そして社会全体の自覚につきるといえるでしょう。現代に生きる赤ちゃんの未来をいかに守れるのか、私たち大人の自覚以外には方法はないのかもしれません。

新型コロナウイルス感染症の問題は、大人たちの働く環境を一気に変化させました。テレワークが一般化して、比較的自分に都合のよい時間帯に働くことが許容される時代になってきました。しかし、これまでの朝型社会に戻ることの難しさもあらわれ始めています。子どもも大人も生活時間がさらに夜型化して睡眠時間帯がずれてしまいました（AMHSI Research Team, 2020 および Liu Z, 2020）。今後、不登校状態の児童生徒や、不登社状態の大人は急増する危険性もあると考えます。このことは多くの人々が学校社会から離脱して自宅に引きこもる状態を意味しています。

この問題の対応策は何か。私自身にも「眠育推進」の他にはこれという解決策があるわけではありません。ただ、こんなことを考えてみてはどうでしょうか。

ご記憶いただいていると思いますが、ずれた体内時計は、初期であればそのままずれた状態で生活するときには悪さをしません。起きられる時間に起きて頭が働く時間帯に仕事をする、登校することが可能なら、問題は激減するはずです。

つまり想定しているのは、緻密なフレックス制です。24時間活動する現代社会を受け入れるという話です。8時から始まる学校社会、午前10時から、午後1時から、午後3時から、午後5時から始まる学校社会があってもよいではありませんか？　人々はそれぞれ自分がもっとも能力を発揮できる時間帯に活動するのです。

当然、どこかでコア時間として皆が集まる時間帯がある方がいいかもしれません。これまで午前8時には皆が集合して活動を開始していた学校社会でも、これからはどの時間帯でも働ける緻密なフレックス制が必要ではないかと思うのです。まさしく個人が社会に合わせるのではなく社会が個人に合わせることで学校社会生活を守るのです。

ただし、やはり一抹の不安も残ります。家族全員が同じ時間帯で自分の力を発揮できる場合はよいのですが、異なる時間帯で生活をする家族のもとで育つ子どもたちの生活です。「適切な体内時計形成は生涯健康の守り神」であることに変わりはないのです。やはり基本は朝型学校社会であることを忘れるわけにはいかないでしょう。今後の社会においても、まずは朝型体内時計を形成しておくことが必要です。

しかしやむを得ず、そこから外れていく方たちには多様な生活時間帯の選択肢があるという社会があってもよいのかもしれません。皆さんのお考えはいかがでしょうか。

参考文献

Adams EL, et al. Patterns of infant-only wake bouts and night feeds during early infancy: An exploratory study using actigraphy in mother-father-infant triads. Pediatr Obes. 2020 Oct 15; (10): e12640.

AMHSI Research Team, et al. Owls and larks do not exist: COVID-19 quarantine sleep habits. Sleep Med. 2020 Sep 15; S1389-9457(20): 30406-8.

Armstrong KL, et al. Childhood sleep problems: association with prenatal factors and maternal distress/depression. J Paediatr Child Health. 1998 Jun; 34(3): 263-6.

Azama T, et al. Altered expression profiles of clock genes hPer1 and hPer2 in peripheral blood mononuclear cells of cancer patients undergoing surgery. Life Sci. 2007 Feb 27; 80(12): 1100-8.

Bae S, et al. At the Interface of Lifestyle, Behavior, and Circadian Rhythms: Metabolic Implications. Front Nutr. 2019 Aug 28; 6: 132.

Barker DJ, et al. Weight in infancy and death from ischaemic heart disease. Lancet. 1989 Sep 9; 2(8663): 577-580.

Berbets AM, et al. Melatonin 1A and 1B Receptors' Expression Decreases in the Placenta of Women with Fetal Growth Restriction. Reprod Sci. 2020 Aug 17.

Bijlenga D, et al. The role of the circadian system in the etiology and pathophysiology of ADHD: time to redefine ADHD? Atten Defic Hyperact Disord. 2019 Mar; 11(1): 5-19.

Björkqvist J, et al. Advanced sleep-wake rhythm in adults born prematurely: confirmation by actigraphy-based assessment in the Helsinki Study of Very Low Birth Weight Adults. Sleep Med. 2014 Sep; 15(9): 1101-6.

Boergers J, et al. Child sleep disorders: associations with parental sleep duration and daytime sleepiness. J Fam Psychol. 2007 Mar; 21(1): 88-94.

Bonnet MH, Arand DL. Clinical effects of sleep fragmentation versus sleep deprivation. Sleep Med Rev. 2003 Aug; 7(4): 297-310.

Botha E, et al. The consequences of having an excessively crying infant in the family: an integrative literature review. Scand J Caring Sci. 2019 Dec; 33(4): 779-90.

Brown SA, et al. Molecular insights into human daily behavior. Proc Natl Acad Sci USA. 2008 Feb 5; 105(5): 1602-7.

Bueno C, Menna-Barreto L. Development of sleep/wake, activity and temperature rhythms in newborns maintained in a neonatal intensive care unit and the impact of feeding schedules. Infant Behav Dev. 2016 Aug; 44: 21-8.

Cala Cala LF, et al. Which Mothers Know That All Babies Cry? A Randomized Controlled Trial of a Child Abuse Prevention Program for Low-Income New Mothers. Clin Pediatr(Phila). 2020 Sep; 59(9-10): 865-73.

Cannell JJ. Vitamin D and autism, what's new? Rev Endocr Metab Disord. 2017 Jun; 18(2): 183-93.

Carpenter JS, et al. Sleep-wake profiles and circadian rhythms of core temperature and melatonin in young people with affective disorders. J Psychiatr Res. 2017 Nov; 94: 131-8.

Chaput JP, et al. Systematic review of the relationships between sleep duration and health indicators in the early years (0-4 years). BMC Public Health. 2017 Nov 20; 17(Suppl 5): 855.
Chen D, et al. Cellular Mechanisms of Melatonin: Insight from Neurodegenerative Disease. Biomolecules. 2020 Aug 7; 10(8): E1158.
Cheng A, et al. Construction of a plasmid for overexpression of human circadian gene period2 and its biological activity in osteosarcoma cells. Tumour Biol. 2015 May; 36(5): 3735-43.
Cirelli C, Tononi G. Uncoupling proteins and sleep deprivation. Arch Ital Biol. 2004 Jul; 142(4): 541-9.
Colvert E, et al. Heritability of Autism Spectrum Disorder in a UK Population-Based Twin Sample. JAMA Psychiatry. 2015 May; 72(5): 415-23.
Coogan AN, et al. Circadian rhythms and attention deficit hyperactivity disorder: The what, the when and the why. Prog Neuropsychopharmacol Biol Psychiatry. 2016 Jun 3; 67: 74-81.
Coogan AN, McGowan NM. A systematic review of circadian function, chronotype and chronotherapy in attention deficit hyperactivity disorder. Atten Defic Hyperact Disord. 2017 Sep; 9(3): 129-47.
Cook F, et al. Depression and anger in fathers of unsettled infants: A community cohort study. J Paediatr Child Health. 2017 Feb; 53(2): 131-5.
Cortese S, et al. Sleep and alertness in children with attention-deficit/hyperactivity disorder: a systematic review of the literature. Sleep. 2006 Apr; 29(4): 504-11.
Cortesi F, et al. Sleep in children with autistic spectrum disorder. Sleep Med. 2010 Aug; 11(7): 659-64.
Czeisler CA, et al. Stability, precision, and near-24-hour period of the human circadian pacemaker. Science. 1999 June 25; 284(5423): 2177-81.
Deleon CW, Karraker KH. Intrinsic and extrinsic factors associated with night waking in 9-month-old infants. Infant Behav and Dev. 2007 Dec; 30(4): 596-605.
de Vries JI, et al. Diurnal and other variations in fetal movement and heart rate patterns at 20-22 weeks. Early Hum Dev. 1987 Nov; 15(6): 333-48.
de Weerth C, et al. Crying in infants: on the possible role of intestinal microbiota in the development of colic. Gut Microbes. 2013 Sep-Oct; 4(5): 416-421.
Erren TC, et al. Light, timing of biological rhythms, and chronodisruption in man. Naturwissenschaften. 2003 Nov; 90(11): 485-94.
Fukushima K, et al. Fetal behavior: Ontogenesis and Transition to Neonate. In Kurjak A, et al(eds) Donald School: Textbook of Ultrasound in Obstetrics and Gynecology 2nd ed. Jaypee Brothers Medical Publishers, 2008; 662-77.
Gally JA, Edelman GM. Neural reapportionment: an hypothesis to account for the function of sleep. C R Biol. 2004 Aug; 327(8): 721-7.
Godfrey KM, Barker DJ. Fetal nutrition and adult disease. Am J Clin Nutr. 2000 May; 71(5 suppl): 1344S-1352S.
Gotoh T, et al. The circadian factor Period 2 modulates p53 stability and transcriptional activity in unstressed cells. Mol Biol Cell. 2014 Oct 1; 25(19): 3081-93.

Goldman SE, et al. Parental sleep concerns in autism spectrum disorders: variations from childhood to adolescence. J Autism Dev Disord. 2012 Apr; 42(4): 531-8.
Gluckman PD, Hanson MA. Living with the past: evolution, development, and patterns of disease. Science. 2004 Sep 17; 305(5691): 1733-6.
Halal CS, et al. Maternal perinatal depression and infant sleep problems at 1 year of age: Subjective and actigraphy data from a population-based birth cohort study. J Sleep Res. 2020 Apr 14; e13047.
Hallmayer J, et al. Genetic heritability and shared environmental factors among twin pairs with autism. Arch Gen Psychiatry. 2011 Nov; 68(11): 1095-102.
Hash JB, et al. Sleep Patterns, Problems and Ecology among Toddlers in Families with a Child Protective Services Maltreatment Referral. J Pediatr Nurs. 2020 Mar-Apr; 51: 85-91.
Hasler BP, et al. Phase relationships between core body temperature, melatonin, and sleep are associated with depression severity: further evidence for circadian misalignment in non-seasonal depression. Psychiatry Res. 2010 Jun 30; 178(1): 205-7.
Hemmi MH, et al. Associations between problems with crying, sleeping and/or feeding in infancy and long-term behavioural outcomes in childhood: a meta-analysis. Arch Dis Child. 2011 Jul; 96(7): 622-9.
Henderson JMT, et al. The consolidation of infants' nocturnal sleep across the first year of life. Sleep Med Rev. 2011 Aug; 15(4): 211-20.
Hiscock H. The crying baby. Aust Fam Physician. 2006 Sep; 35(9): 680-4.
Hiscock H, et al. Preventing early infant sleep and crying problems and postnatal depression: a randomized trial. Pediatrics. 2014 Feb; 133(2): e346-54.
Hochadel J, et al. Prevalence of sleep problems and relationship between sleep problems and school refusal behavior in school-aged children in children's and parents' ratings. Psychopathology. 2014; 47(2): 119-26.
Hsu CN, et al. Perinatal Use of Melatonin for Offspring Health: Focus on Cardiovascular and Neurological Diseases. Int J Mol Sci. 2019 Nov 13; 20(22): 5681.
Humphreys JS, et al. Sleep patterns in children with autistic spectrum disorders: a prospective cohort study. Arch Dis Child. 2014 Feb; 99(2): 114-8.
Hysing M, et al. Sleep and school attendance in adolescence: results from a large population-based study. Scand J Public Health. 2015 Feb; 43(1): 2-9.
İnce T, et al. The role of melatonin and cortisol circadian rhythms in the pathogenesis of infantile colic. World J Pediatr. 2018 Aug; 14(4): 392-8.
Ismail J, Nallasamy K. Crying Infant. Indian J Pediatr. 2017 Oct; 84(10): 777-81.
Iwatani N, et al. Glucoregulatory disorders in school refusal students. Clin Endocrinol. 1997 Sep; 47(3): 273-8.
Jan JE, et al. Long-term sleep disturbances in children: a cause of neuronal loss. Eur J Paediatr Neurol. 2010 Sep; 14(5): 380-90.
Jia F, et al. Bench to bedside review: Possible role of vitamin D in autism spectrum disorder. Psychiatry Res. 2018 Feb; 260: 360-5.
Kelsay K. Management of sleep disturbance associated with atopic dermatitis. J Allergy Clin Immunol. 2006 Jul; 118(1): 198-201.

Khaper N, et al. Implications of disturbances in circadian rhythms for cardiovascular health: A new frontier in free radical biology. Free Radic Biol Med. 2018 May 1; 119: 85-92.
Kinoshita M, et al. Paradoxical diurnal cortisol changes in neonates suggesting preservation of foetal adrenal rhythms. Sci Rep. 2016 Oct 18; 6: 35553.
Kleitman N, Engelmann TG. Sleep characteristics of infants. J Appl Physiol. 1953 Nov; 6(5): 269-82.
Kolbe I, Oster H. Chronodisruption, Metabolic Homeostasis, and the Regulation of Inflammation in Adipose Tissues. Yale J Biol Med. 2019 Jun 27; 92(2): 317-325.
Krakowiak P, et al. Sleep problems in children with autism spectrum disorders, developmental delays, and typical development: a population-based study. J Sleep Res. 2008 Jun; 17(2): 197-206.
Kuula L, et al. Development of Late Circadian Preference: Sleep Timing From Childhood to Late Adolescence. J Pediatr. 2018 Mar; 194: 182-9.
Lam P, et al. Outcomes of infant sleep problems: a longitudinal study of sleep, behavior, and maternal well-being. Pediatrics. 2003 Mar; 111(3): e203-7.
Landgraf D, et al. Circadian clock and stress interactions in the molecular biology of psychiatric disorders. Curr Psychiatry Rep. 2014 Oct; 16(10): 483.
Lavonius M, et al. Maternal sleep quality during pregnancy is associated with neonatal auditory ERPs. Sci Rep. 2020 Apr 29; 10(1): 7228.
Li T, et al. Explaining individual variation in paternal brain responses to infant cries. Physiol Behav. 2018 Sep 1; 193(Pt A): 43-54.
Liu Z, et al. Sleep of preschoolers during the coronavirus disease 2019 (COVID-19) outbreak. J Sleep Res. 2020 Jul 27; e13142.
Li W, et al. REM sleep selectively prunes and maintains new synapses in development and learning. Nat Neurosci. 2017 Mar; 20(3): 427-37.
Lucas A. Programming by early nutrition in man. Ciba Found Symp. 1991; 156: 38-50; discussion 50-5.
Lucey BP. It's complicated: The relationship between sleep and Alzheimer's disease in humans. Neurobiol Dis. 2020 Oct; 144: 105031.
Ma G, et al. The development of sleep-wakefulness rhythm in normal infants and young children. Tohoku J Exp Med. 1993 Sep; 171(1): 29-41.
MacDuffie KE, et al. Sleep Onset Problems and Subcortical Development in Infants Later Diagnosed With Autism Spectrum Disorder. Am J Psychiatry. 2020 Jun 1; 177(6): 518-25.
Maeda T, et al. Sleep education in primary school prevents future school refusal behavior. Pediatr Int. 2019 Oct; 61(10): 1036-42.
Malow BA, et al. Sleep, Growth, and Puberty After 2 Years of Prolonged-Release Melatonin in Children With Autism Spectrum Disorder. J Am Acad Child Adolesc Psychiatry. 2020 Jan 23; S0890-8567(20)30034-4.
McGraw K, et al. The development of circadian rhythms in a human infant. Sleep. 1999 May 1; 22(3): 303-10.
Meier-Koll A, et al. A biological oscillator system and the development of sleep-waking behavior during early infancy. Chronobiologia. 1978 Oct-Dec; 5(4): 425-40.

Meltzer LJ, Mindell JA. Relationship between child sleep disturbances and maternal sleep, mood, and parenting stress: a pilot study. J Fam Psychol. 2007 Mar; 21(1): 67-73.
Mirmiran M. The importance of fetal/neonatal REM sleep. Eur J Obstet Gynecol Reprod Biol. 1986 May; 21(5-6): 283-91.
Miike T, et al. Learning and memorization impairment in childhood chronic fatigue syndrome manifesting as school phobia in Japan. Brain Dev. 2004 Oct; 26(7): 442-7.
Miike T, et al. Neonatal Irritable Sleep-Wake Rhythm as a Predictor of Autism Spectrum Disorders. Neurobiol Sleep Circ Rhythm. 2020 Nov; (9): 100053.
Morales-Muñoz I, et al. The role of parental circadian preference in the onset of sleep difficulties in early childhood. Sleep Med. 2019 Feb; 54: 223-30.
Muhle R, et al. The genetics of autism. Pediatrics. 2004 May; 113(5): e472-86.
Ninomiya T, et al. Effects of exogenous melatonin on pituitary hormones in humans. Clin Physiol. 2001 May; 21(3): 292-9.
Nováková M, et al. Exposure of pregnant rats to restricted feeding schedule synchronizes the SCN clocks of their fetuses under constant light but not under a light-dark regime. J Biol Rhythms. 2010 Oct; 25(5): 350-60.
Ogilvie RP, Patel SR. The epidemiology of sleep and obesity. Sleep Health. 2017 Oct; 3(5): 383-8.
Öztürk DR, Bayik TA. Effect of soothing techniques on infants' self-regulation behaviors (sleeping, crying, feeding): A randomized controlled study. Jpn J Nurs Sci. 2019 Oct; 16(4): 407-19.
Pardo GVE, et al. Effects of sleep restriction during pregnancy on the mother and fetuses in rats. Physiol Behav. 2016 Mar 1; 155: 66-76.
Paul IM, et al. INSIGHT Responsive Parenting Intervention and Infant Sleep. Pediatrics. 2016; 138(1): e20160762.
Peter-Derex L, et al. Sleep and Alzheimer's disease. Sleep Med Rev. 2015 Feb; 19: 29-38.
Pinilla T, Birch LL. Help me make it through the night: behavioral entrainment of breast-fed infants' sleep patterns. Pediatrics. 1993 Feb; 91(2): 436-44.
Poggiogalle E, et al. Circadian regulation of glucose, lipid, and energy metabolism in humans. Metabolism. 2018 Jul; 84: 11-27.
Qian J, Scheer FAJL. Circadian System and Glucose Metabolism: Implications for Physiology and Disease. Trends Endocrinol Metab. 2016 May; 27(5): 282-93.
Ravelli GP, et al. Obesity in young men after famine exposure in utero and early infancy. N Engl J Med. 1976 Aug 12; 295(7): 349-353.
Reiter RJ, et al. Obesity and metabolic syndrome: association with chronodisruption, sleep deprivation, and melatonin suppression. Ann Med. 2012 Sep; 44(6): 564-77.
Reiter RJ, et al. Melatonin and stable circadian rhythms optimize maternal, placental and fetal physiology. Hum Reprod Update. 2014 Mar-Apr; 20(2): 293-307.
Richey L, et al. Perception of male and female infant cry aversiveness by adult men. J Reprod Infant Psychol. 2020 Mar 2; 1-15.
Rossignol DA, Frye RE. Melatonin in autism spectrum disorders. Curr Clin Pharmacol. 2014; 9(4): 326-34.
Sadeh A, et al. Parenting and infant sleep. Sleep Med Rev. 2010 Apr; 14(2): 89-96.

Sadeh A, et al. Low parental tolerance for infant crying: an underlying factor in infant sleep problems? J Sleep Res. 2016 Oct; 25(5): 501-7.
Satterstrom FK, et al. Large-Scale Exome Sequencing Study Implicates Both Developmental and Functional Changes in the Neurobiology of Autism. Cell. 2020 Feb 6; 180(3): 568-84.e23.
Schmitt BD. Colic: excessive crying in newborns. Clin Perinatol. 1985 Jun; 12(2): 441-51.
Serón-Ferré M, et al. Circadian rhythms in the fetus. Mol Cell Endocrinol. 2012 Feb 5; 349(1): 68-75.
Shafabakhsh R, et al. Melatonin: A promising agent targeting leukemia. J Cell Biochem. 2020 Apr; 121(4): 2730-8.
Shostak A. Circadian Clock, Cell Division, and Cancer: From Molecules to Organism. Int J Mol Sci. 2017 Apr 20; 18(4): 873.
Sivertsen B, et al. Delayed sleep phase syndrome in adolescents: prevalence and correlates in a large population based study. BMC Public Health. 2013 Dec 11; 13: 1163.
Sivertsen B, et al. Sleep problems and depressive symptoms in toddlers and 8-year-old children: A longitudinal study. J Sleep Res. 2020 Aug 2: e13150.
Smits MG, et al. Melatonin for chronic sleep onset insomnia in children: a randomized placebo-controlled trial. J Child Neurol. 2001 Feb; 16(2): 86-92.
Strange LB, et al. Disturbed sleep and preterm birth: a potential relationship? Clin Exp Obstet Gynecol. 2009; 36(3): 166-8.
St James-Roberts I. Persistent infant crying. Arch Dis Childhood. 1991 May; 66(5): 653-5.
Taki Y, et al. Sleep duration during weekdays affects hyppocampal gray matter volume in healthy children. Neuroimage. 2012 Mar; 60(1): 471-5.
Takimoto M, et al. Daily expression of clock genes in whole blood cells in healthy subjects and a patient with circadian rhythm sleep disorder. Am J Physiol Regul Integr Comp Physiol. 2005 Nov; 289(5): R1273-9.
Teti DM, et al. Sleep arrangements, parent-infant sleep during the first year, and family functioning. Dev Psychol. 2016 Aug; 52(8): 1169-81.
Thunströme M. Severe sleep problems in infancy associated with subsequent development of attention-deficit/hyperactivity disorder at 5.5 years of age. Acta Paediatr. 2002; 91(5): 584-92.
Tietze AL, et al. The development and psychometric assessment of a questionnaire to assess sleep and daily troubles in parents of children and young adults with severe psychomotor impairment. Sleep Med. 2014 Feb; 15(2): 219-27.
Tomoda A, et al. A school refusal case with biological rhythm disturbance and melatonin therapy. Brain Dev. 1994 Jan-Feb; 16(1): 71-6.
Tomoda A, et al. Chronic fatigue syndrome in childhood. Brain Dev. 2000 Jan; 22(1): 60-4.
Tordjman S, et al. Autism as a disorder of biological and behavioral rhythms: toward new therapeutic perspectives. Front Pediatr. 2015 Feb 23; 3: 1-15.
Touchette E, et al. Factors associated with fragmented sleep at night across early

childhood. Arch Pediatr Adolesc Med. 2005 Mar; 159(3): 242-9.
Touchette E, et al. Genetic and environmental influences on daytime and nighttime sleep duration in early childhood. Pediatrics. 2013 Jun; 131(6): e1874-80.
Toyoura M, et al. Inadequate sleep as a contributor to impaired glucose tolerance: A cross-sectional study in children, adolescents, and young adults with circadian rhythm sleep-wake disorder. Pediatr Diabetes. 2020 Jun; 21(4): 557-64.
Traglia M, et al. Genetic Contributions to Maternal and Neonatal Vitamin D Levels. Genetics. 2020 Apr; 214(4): 1091-102.
Van der Heijden KB, et al. Idiopathic chronic sleep onset insomnia in attention-deficit/hyperactivity disorder: a circadian rhythm sleep disorder. Chronobiol Int. 2005; 22(3): 559-70.
Vanderheyden WM, et al. Alzheimer's Disease and Sleep-Wake Disturbances: Amyloid, Astrocytes, and Animal Models. J Neurosci. 2018 Mar 21; 38(12): 2901-10.
van Geijlswijk IM, et al. Evaluation of sleep, puberty and mental health in children with long-term melatonin treatment for chronic idiopathic childhood sleep onset insomnia. Psychopharmacology. 2011 Jul; 216(1): 111-20.
Varcoe TJ. Timing is everything: maternal circadian rhythms and the developmental origins of health and disease. J Physiol. 2018 Dec; 596(23): 5493-4.
Varcoe TJ, et al. Maternal circadian rhythms and the programming of adult health and disease. Am J Physiol Regul Integr Comp Physiol. 2018 Feb 1; 314(2): R231-R241.
Verhoeff ME, et al. The bidirectional association between sleep problems and autism spectrum disorder: a population-based cohort study. Mol Autism. 2018 Jan 30; 9: 8.
Vincent B. Protective roles of melatonin against the amyloid-dependent development of Alzheimer's disease: A critical review. Pharmacol Res. 2018 Aug; 134: 223-37.
Voigt RM, et al. Circadian Rhythm and the Gut Microbiome. Int Rev Neurobiol. 2016; 131: 193-205.
Wang Y, et al. Expression of circadian clock gene human Period2 (hPer2) in human colorectal carcinoma. World J Surg Oncol. 2011 Dec 13; 9: 166.
Warland J, et al. Maternal sleep during pregnancy and poor fetal outcomes: A scoping review of the literature with meta analysis. Sleep Med Rev. 2018 Oct; 41: 197-219.
Wilkinson D, et al. Melatonin for women in pregnancy for neuroprotection of the fetus. Cochrane Database Syst Rev. 2016 Mar 29; 3(3): CD010527.
Wittmann M, et al. Social jetlag: Misalignment of biological and social time. Chronobiol Int. 2006; 23(1-2): 497-509.
Wolke D, et al. Persistent infant crying and hyperactivity problems in middle childhood. Pediatrics. 2002 Jun; 109(6): 1054-60.
Wu H, et al. The role of sleep deprivation and circadian rhythm disruption as risk factors of Alzheimer's disease. Front Neuroendocrinol. 2019 Jul; 54: 100764.
Yavuz-Kodat E, et al. Disturbances of Continuous Sleep and Circadian Rhythms Account for Behavioral Difficulties in Children with Autism Spectrum Disorder. J Clin Med. 2020 Jun 24; 9(6): 1978.
Zimmet P, et al. The Circadian Syndrome: is the metabolic syndrome and much more! J Intern Med. 2019 Aug; 286(2): 181-91.

池谷裕二、糸井重里『海馬——脳は疲れない』新潮文庫、2005年
石崎朝世「睡眠障害をもつ自閉性障害へのメラトニン治療とその効果」三池輝久・山寺博史監修『メラトニン研究の最近の進歩』メラトニン研究会編、星和書店、2004年、119〜126頁
井上昌次郎「2. 睡眠は大脳を創る」『眠りを科学する』朝倉書店、2006年、34頁
小西行郎他「自閉症スペクトラム障害にあたらしい展開を」『病児保育研究』第10号、2019年、14〜21頁
神保恵理子、桃井真里子「発達障害における遺伝性要因(先天的素因)について」『脳と発達』第47号、2015年、215〜219頁
鈴木みゆき他「養育環境が睡眠—覚醒リズムに及ぼす影響:保育所に通う2歳児の保育活動の考察」『臨床環境医学』第12巻第2号、2003年、122〜127頁
パメラ・ドラッカーマン、鹿田昌美訳『フランスの子どもは夜泣きをしない——パリ発「子育て」の秘密』集英社、2014年
マリアン・クリーヴス・ダイアモンド、井上昌次郎他訳『環境が脳を変える』どうぶつ社、1990年
三池輝久、友田明美『学校過労死——不登校状態の子供の身体に何が起こっているか』診断と治療社、1994年
三池輝久『「学校」が生きる力を奪う——子どもの脳を蝕む教育・社会への処方箋』22世紀アート、2020年、kindle版
三池輝久『子どもとねむり 乳幼児編——良質の睡眠が発達障害を予防する』メディアイランド、2011年
三池輝久『子どもの夜ふかし 脳への脅威』集英社新書、2014年
三池輝久「睡眠障害・小児型慢性疲労症候群とメラトニン」三池輝久・山寺博史監修『メラトニン研究の最近の進歩』メラトニン研究会編、星和書店、2004年、155〜165頁
三池輝久他『不登校外来——眠育から不登校病態を理解する』診断と治療社、2009年
三池輝久「不登校児とメラトニン」『神経内科』第46巻第5号、1997年、466〜471頁
三池輝久「乳児期から幼児期の睡眠障害」および「乳幼児期睡眠障害の治療」兵庫県立リハビリテーション中央病院 子どもの睡眠と発達医療センター編『いま、小児科医に必要な実践臨床小児睡眠医学』診断と治療社、2015年、30〜40頁および110〜118頁
諸隈誠一「胎児脳機能障害の評価法に関する研究」『日本産科婦人科学会雑誌』第62巻第12号、2010年、2459〜2466頁

諸隈誠一「胎児期の睡眠覚醒リズム形成」『いま、小児科医に必要な実践臨床小児睡眠医学』診断と治療社、2015年、18〜22頁
諸隈誠一「胎児期の睡眠・覚醒リズムについて」「第4回日本眠育推進協議会講演シンポジウム」より、2020年12月26日開催
山下信之「睡眠ログによる生活リズム向上プログラムＹＭ式の有効な活用について」『日本教育情報学会年会論文集』第25号、2009年、148〜151頁

三池輝久（みいけ てるひさ）

小児科医、小児神経科医。一九四二年生まれ。熊本大学医学部卒業。熊本大学名誉教授。日本眠育推進協議会理事長。三〇年以上にわたり子どもの睡眠障害の臨床および調査・研究活動に力を注ぐ。二〇一六年、熊本県玉名地域保健医療センターにて「子どもの睡眠と発達外来」を開設。著書に『子どもの夜ふかし 脳への脅威』（集英社新書）など。

赤《あか》ちゃんと体内時計《たいないどけい》 胎児期《たいじき》から始《はじ》まる生活習慣病《せいかつしゅうかんびょう》

二〇二一年二月二二日 第一刷発行　集英社新書一〇五六I

著者……三池輝久《みいけてるひさ》
発行者……樋口尚也
発行所……株式会社集英社
東京都千代田区一ツ橋二-五-一〇　郵便番号一〇一-八〇五〇
電話　〇三-三二三〇-六三九一（編集部）
〇三-三二三〇-六〇八〇（読者係）
〇三-三二三〇-六三九三（販売部）書店専用

装幀……原 研哉
印刷所……凸版印刷株式会社
製本所……加藤製本株式会社

定価はカバーに表示してあります。

ISBN 978-4-08-721156-6 C0247

Printed in Japan

a pilot of wisdom

a pilot of wisdom

集英社新書　好評既刊

忘れじの外国人レスラー伝
斎藤文彦　1044-H
昭和から平成の前半にかけて活躍した伝説の外国人レスラー一〇人。彼らの黄金期から晩年を綴る。

悲しみとともにどう生きるか
柳田邦男／若松英輔／星野智幸／東畑開人／平野啓一郎／島薗 進／入江 杏　1045-C
「グリーフケア」に希望を見出した入江杏の呼びかけに応えた六人が、悲しみの向き合い方について語る。

ニッポン巡礼〈ヴィジュアル版〉
アレックス・カー　045-V
滞日五〇年を超える著者が、知る人ぞ知る「かくれ里」を厳選。日本の魅力が隠された場所を紹介する。

原子力の哲学
戸谷洋志　1047-C
七人の哲学者の思想から原子力の脅威にさらされた世界と、人間の存在の根源について問うていく。

花ちゃんのサラダ　昭和の思い出日記〈ノンフィクション〉
南條竹則　1048-N
懐かしいメニューの数々をきっかけに、在りし日の風景をノスタルジー豊かに描き出す南條商店版『銀の匙』。

万葉百歌　こころの旅
松本章男　1049-F
随筆の名手が万葉集より百歌を厳選。瑞々しい解釈と美しいエッセイを添え、読者の魂を解き放つ旅へ誘う。

拡張するキュレーション　価値を生み出す技術
暮沢剛巳　1050-F
情報を組み換え、新たな価値を生み出すキュレーション。その「知的生産技術」としての実践を読み解く。

福島が沈黙した日　原発事故と甲状腺被ばく
榊原崇仁　1051-B
福島原発事故による放射線被害がいかに隠蔽・歪曲されたか。文書の解析と取材により、真実に迫る。

女性差別はどう作られてきたか
中村敏子　1052-B
なぜ、女性を不当に差別する社会は生まれたのか。西洋と日本で異なる背景を「家父長制」から読み解く。

退屈とポスト・トゥルース　SNSに搾取されないための哲学
マーク・キングウェル／上岡伸雄・訳　1053-C
哲学者であり名エッセイストである著者が、ネットとSNSに対する鋭い洞察を小気味よい筆致で綴る。

既刊情報の詳細は集英社新書のホームページへ
http://shinsho.shueisha.co.jp/

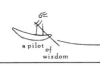